ÉTUDE

SUR LA

PHTHISIE PULMONAIRE

DE SON TRAITEMENT PAR DES MOYENS HYGIÉNIQUES

ET

DU TRAITEMENT DE LA BRONCHITE CHRONIQUE,

PAR

Le Dr A. BLANC,

Ex-médecin à l'hospice de Romans.

AUTEUR D'UNE NOTICE SUR LES PROPRIÉTÉS MÉDICINALES DE LA FEUILLE
DE CHOU ET SUR SON MODE D'EMPLOI.

Exercices musculaires et sobriété.

———

Prix : 1 fr. — Par la poste : 1 fr. 10.

———

BESANÇON

CH. MARION, LIBRAIRE-ÉDITEUR, PLACE SAINT-PIERRE.

—

1879.

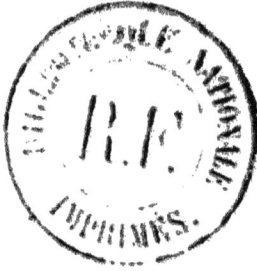

ÉTUDE

SUR LA

PHTHISIE PULMONAIRE.

ÉTUDE

PHTHISIE PULMONAIRE

DE SON TRAITEMENT PAR DES MOYENS HYGIÉNIQUES

ET

DU TRAITEMENT DE LA BRONCHITE CHRONIQUE,

Par

Le Dʳ A. BLANC,

Ex-médecin à l'hospice de Romans.

AUTEUR D'UNE NOTICE SUR LES PROPRIÉTÉS MÉDICINALES DE LA FEUILLE
DE CHOU ET SUR SON MODE D'EMPLOI.

Exercices musculaires et sobriété.

CH. MARION, LIBRAIRE-ÉDITEUR, PLACE SAINT-PIERRE.

1879.

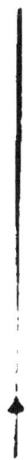

AVANT-PROPOS.

Cet énoncé, de la part d'un médecin qui exerce son art dans une petite localité et qui n'a pas d'antécédents, doit paraître bien téméraire. La phthisie pulmonaire, en effet, grâce à la mortalité qu'elle cause, a fixé l'attention des grands maîtres dans tous les temps et dans tous les pays. Depuis la découverte de l'auscultation, elle a été le sujet de traités nombreux, dus aux sommités médicales de ce siècle. Dès lors comment admettre que j'en puisse dire quelque chose d'utile, de nouveau, ou qui n'ait pas été dit?

Mon Etude ne comprend aucune analyse chimique du tubercule, ni aucune description des désordres que sa fonte cause dans les poumons; analyse et description qui peuvent intéresser les savants, les anatomo-pathologistes, mais qui n'ont pu faire avancer d'un seul pas la thérapeutique de la phthisie. Or c'est ce point que mon Etude vise principalement. — Je n'ai pas cru devoir retracer les symptômes de cette affection, sa marche, ses périodes, je n'apprendrais rien aux médecins qui liront mon travail et, probablement, je ne serais pas compris des personnes étrangères à l'art.

Les causes de la phthisie pulmonaire, les circonstances qui en favorisent le développement, celles qui paraissent le suspendre; et, d'une part, l'impuissance de l'art à combattre cette affection, et, d'autre part, ses guérisons spontanées, m'ont fourni les éléments de cette Etude. J'y procéderai par la méthode didactique. J'émettrai des propositions, j'en démontrerai la vérité par des faits ou par induction, et la conséquence que j'en tirerai sera un traitement par des moyens hygiéniques, traitement dont l'efficacité mettra en évidence la vérité de la doctrine. Ainsi, dans cette Etude, vérité des principes, efficacité du traitement seront corrélatifs, j'en ai la confiance.

Cette confiance, je la puise dans les succès que j'ai déjà obtenus depuis la mise en œuvre de ce genre de traitement. Bien que mes succès puissent paraître n'avoir pas reçu du temps une sanction suffisante, que le traitement n'ait pas encore subi de contre-épreuve, et que, d'ailleurs, la phthisie dont la marche est souvent très lente, puisse la suspendre pour un temps et simuler une guérison que l'avenir dément; en présence de ces considérations, cependant, je conserve toutes mes espérances.

Le traitement que je proclame est du reste d'un emploi facile; il est à la portée de toutes les aptitudes, de toutes les intelligences. Il ne compromet aucuns des intérêts du malade. Qu'il soit dirigé contre la phthisie ou contre la bronchite chronique, il est également d'une action efficace et prompte. Ne contredisant à aucune méthode, on pourrait, au besoin, s'en servir comme d'un simple auxiliaire de la médication qui serait employée contre l'une ou l'autre de ces maladies. Dès lors, nulle raison de ne pas y recourir.

Je termine cette Etude par des observations qui, même celles où les malades ont succombé, aideront à faire apprécier le traitement. La maladie, dans ces cas malheureux, sera tenue pour une affection vraiment tuberculeuse, comme si la mort devait en être la suite nécessaire et la confirmation. Les observations où la maladie a eu une heureuse issue donneront lieu à des réserves; la nature tuberculeuse lui sera contestée et on la prendra pour une bronchite chronique. Soit, qu'on la prenne pour une bronchite chronique, et j'ajouterai que la guérison de cette maladie, quelquefois promptement obtenue par mon traitement, constituerait déjà un fort beau succès. Mais j'en appelle à l'expérimentation, qu'on l'applique à des cas de phthisie bien constatés, ensuite on pourra se prononcer avec connaissance de cause. Et d'abord on le trouvera fondé en raison ; on trouvera qu'il offre aux phthisiques des chances de guérison qu'on ne saurait rencontrer nulle part, et enfin, en l'appliquant avec persévérance on obtiendra des succès.

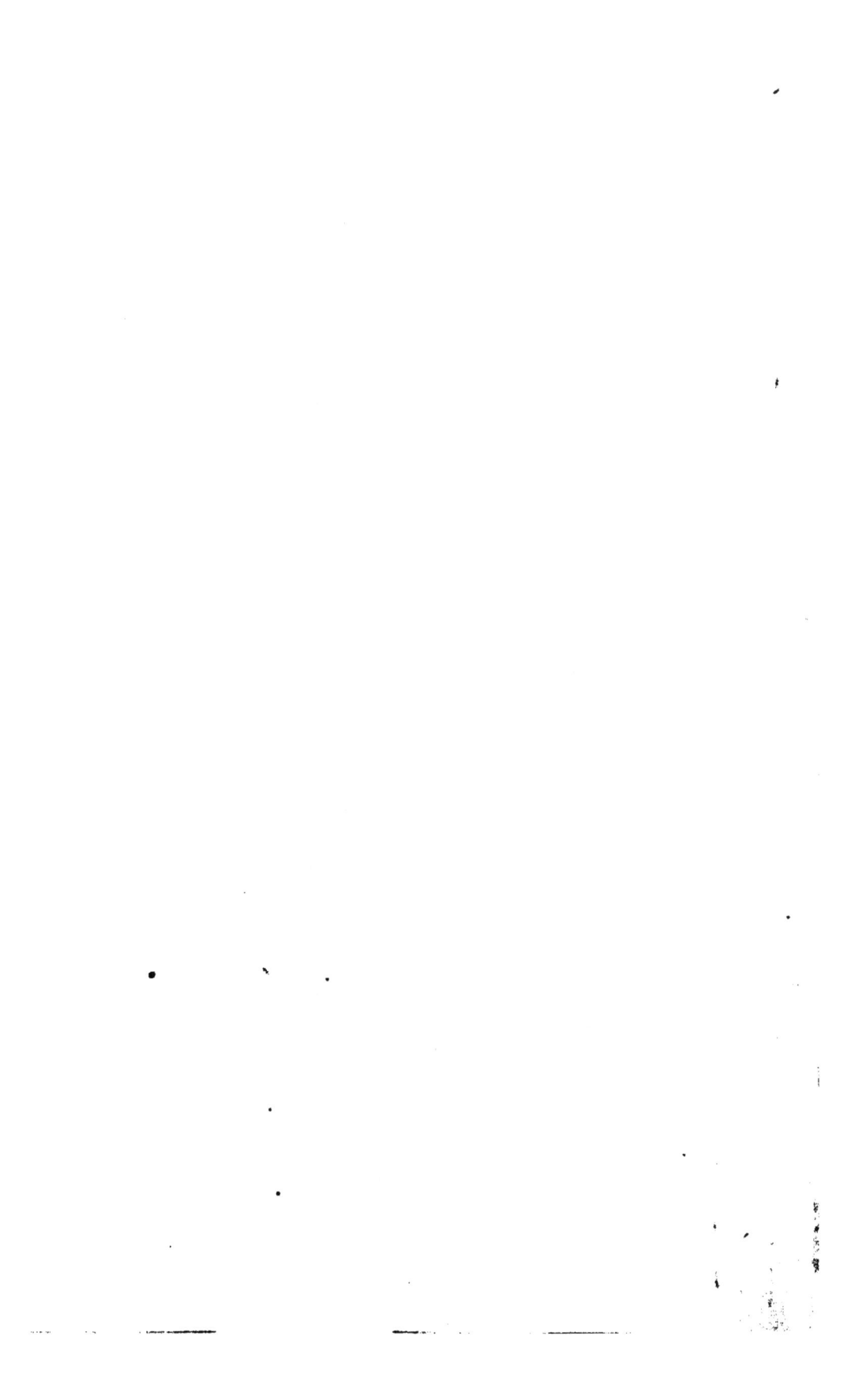

ÉTUDE

SUR

LA PHTHISIE PULMONAIRE

DU TRAITEMENT DE LA BRONCHITE CHRONIQUE

· PAR LES MÊMES PROCÉDÉS.

Exercices musculaires et sobriété.

Grâce à l'auscultation, le praticien habile peut assister à la naissance du tubercule, en suivre le développement connaître quand il se ramollit et s'expectore, et constater la caverne qui succède. Une étude physique en fait admettre plusieurs espèces et la chimie nous apprend quels sont les éléments qui le composent. Eh bien ! toutes ces connaissances et d'autres encore qui se rapportent à la phthisie, jointes à la pratique de l'art, conduisent à cette désolante conclusion : La médecine avec ses nombreux traitements, est impuissante contre la phthisie pulmonaire. On pourrait dire encore : La phthisie, à mesure qu'elle est mieux connue et qu'on lui oppose des remèdes plus nombreux, plus vantés, semble accroître le nombre de ses victimes.

Ecoutons Laennec, une grande autorité dans la matière. « Nous devons avouer » dit-il dans son *Traité de l'Auscultation*, « que l'art ne possède encore aucun moyen certain d'arriver à la guérison de la phthisie pulmonaire. Il suffit pour s'en convaincre, de jeter un coup d'œil sur les innombrables remèdes proposés contre cette maladie. On ne peut méconnaître une maladie incurable lorsque l'on voit tenter tour à tour contre elle, presque toutes les substances médicamenteuses connues, employer les remèdes les plus disparates, les médications les plus directement opposées, proposer chaque jour des remèdes nouveaux, exhumer des moyens qui trop vantés autrefois, étaient restés longtemps dans un juste oubli ; rien de constant enfin que l'emploi des palliatifs et des moyens propres à remplir des indications purement symptomatiques. »

« On a vanté tour à tour les acides et les alcalis, la diète sévère et l'alimentation animale succulente ; l'air sec et l'air humide, l'air pur et l'air chargé de vapeurs fétides ; l'oxygène, l'hydrogène et l'acide carbonique, les exercices et le repos, les émollients et les toniques, le froid et le chaud, les anodins parégoriques et autres, et les stimulants, non-seulement les aromatiques et les antiscorbutiques, mais même les préparations les plus irritantes du mercure, le sulfate de cuivre, l'orpiment et l'arsenic. »

A cette abondance que Laennec appelle stérile, il faut ajouter, dit ce grand maître, une foule de médicaments que l'on conseille aux phthisiques pour des indications spéciales. Ainsi, pour favoriser le ramollissement des tubercules, il cite « l'eau de chaux, les eaux sulfureuses naturelles ou artificielles soit en bains soit en boissons, le sel ammoniac, l'hydrochlorate de baryte, l'hydrochlorate de soude, de chaux ; les antiscorbutiques, les plantes aromatiques, les purgatifs, les balsamiques, et en particulier les baumes de Tolu, de la Mecque, la térébenthine, le camphre, le soufre dissous dans les alcalis volatils. »

Et dans la vue de cicatriser les ulcères (du poumon) on aurait conseillé, dit encore Laennec : « de mêler à l'air que respirent les phthisiques des gaz et des vapeurs diverses, afin d'établir autour d'eux des atmosphères artificiels, et pour les obtenir, on a vanté tour à tour, les vapeurs de décoctions émollientes, celles des espèces carminatives, c'est-à-dire aromatiques, celles des plantes narcotiques, celles des plantes balsamiques et des résines brûlées sur le fer rouge ou sur un brasier, et en particulier celles de la myrrhe et du benjoin, du pétrole, du goudron, de la résine, unie à la cire, etc. ; celles des étables à vaches, celles qui résultent de la sublimation de certains métaux ou corps combustibles et spécialement du zinc, du plomb et du soufre. » Il range dans cette classe de médicaments, « l'inspiration de différents gaz à l'aide d'un appareil convenable, l'oxygène, l'hydrogène, l'hydrogène sulfuré, l'acide carbonique. »

Sous ce titre, *Moyens empyriques*, parmi lesquels, dit Laennec, on pourrait ranger un grand nombre des remèdes indiqués jusqu'ici; il en énumère plusieurs autres dont l'inefficacité est suffisamment prouvée, tels sont la salivation mercurielle, les vomitifs répétés à doses évacuantes ou longtemps continués à doses nauséabondes, le gland de chêne torréfié ou non, le charbon, diverses espèces de champignons et, entre autres, le bolet odorant, l'agaric poivré, l'agaric délicieux, le chou rouge, les écrevisses, les huîtres et divers coquillages, les grenouilles, la vipère, le chocolat, la conserve et le sucre de roses à grandes doses, le vin et les boissons alcooliques, l'électricité, les sudorifiques, les cloportes, l'opium, la ciguë, l'aconit nappel, le quinquina, les semences du *Phellandrium aquaticum*, les préparations de plomb, l'acide hydro-cyanique, l'exercice de l'escarpolette conseillé autrefois par Thémison et rappelé depuis par des modernes.

Ainsi, à toutes les époques de son histoire, l'art médical a été à la recherche d'un remède curatif de la phthisie, sans le rencontrer jamais, puisqu'il cherche toujours. Du vivant de Laennec, on employait déjà les fumigations de chlore, d'iode. Ces moyens, qui avaient fait concevoir de grandes espérances, ont été abandonnés, puis remplacés par l'huile de foie de morue et de raie, la viande crue, l'alcool, le sucre, le vin de quinquina; et ces derniers ont été détrônés par les hyppophosphites, lesquels le sont déjà par les phosphates de soude, de chaux, de fer. — La médication phosphatée m'a inspiré les réflexions suivantes :

Quelle en serait la nécessité, l'économie rejetant chaque jour par les voies urinaires de fortes proportions de phosphates? Elle devrait en contenir assez pour ses besoins. Espérerait-on qu'en la saturant de ces sels, on obtiendrait plus sûrement la pétrification des tubercules, but que l'on semble poursuivre? Mais ces transformations, quand elles s'opèrent spontanément, ne coïncident-elles pas avec l'ossification des artères, des valvules du cœur, et, dès lors, cet accident ne serait-il pas à craindre chaque fois que le tubercule s'ossifierait par suite de l'administration des phosphates? Du reste, ces sels ne font pas défaut; ils abondent dans l'économie.

Voici venir le *Sylvium cyneraïcum*, plante, dit-on, connue six cents ans avant l'ère chrétienne et dont les propriétés anti-phthisiques auraient été célèbres et célébrées dans l'antiquité qui cependant l'a laissée se perdre. On se servait de son suc dans ces temps reculés, et aujourd'hui on l'offre à la pratique après l'avoir soumis à des manipulations chimiques et pharmaceutiques. N'a-t-on pas à craindre de l'altérer?

De l'inefficacité de tant de remèdes employés contre la phthisie pulmonaire, du peu de probabilité que les nouveaux seront efficaces, il est encore permis de dire avec Laennec : *L'art ne possède aucun remède curatif contre la phthisie*, et, ajouterai-je, il n'en possédera jamais.

Le tubercule, en effet, ne ressemble pas au cancer, ni aux similaires du cancer. Il ne contient ni filets nerveux, ni capillaires sanguins, ni cellules ; il n'a aucun élément d'organisation, ni propriétés vitales par conséquent. C'est une matière inerte dont les modifications, dont les altérations, *ramollissement* et *pétrification*, dépendent des lois physiques ou chimiques et nullement des lois organiques et vitales. Or, le médicament agit sur les propriétés vitales des tissus, il ne saurait donc agir sur le tubercule qui en est dépourvu.

Mais si la guérison de la phthisie est au-dessus des forces de l'art, elle n'est point au-dessus des forces de la nature; c'est ce qu'affirment les plus habiles observateurs. Ils se fondent sur des faits d'anatomie pathologique. Ils ont rencontré dans les poumons de sujets ayant succombé à toute autre affection qu'à la phthisie pulmonaire, des cicatrices dues à la guérison de cavernes ou d'ulcères; cavernes ou ulcères ayant eu pour cause la fonte et l'expectoration du tubercule, ou bien ils ont trouvé celui-ci pétrifié. Or, dans ce dernier état, le tubercule n'est plus susceptible de se ramollir, d'être expectoré et de laisser une caverne; la phthisie est alors prévenue. Elle l'est encore par l'absorption du tubercule, absorption qui est admise bien qu'on ne puisse le démontrer. — Prévenir la phthisie et la guérir n'est donc point au-dessus des forces de la nature et dans ces opérations, elle agit à l'insu du malade et à l'insu du médecin.

Ainsi, une recherche de moyens curatifs de la phthisie, faite en dehors de la matière médicale, est parfaitement justifiée par l'expérience qui atteste l'inefficacité des moyens employés à la combattre. Elle l'est encore par cette considération : Le médicament a une action dynamique, il agit sur les propriétés vitales des tissus,

Le tubercule étant dépourvu de ces propriétés, échappe nécessairement à l'action de tout agent thérapeutique.

La nature guérit l'affection tuberculeuse sans le secours du médicament, elle la guérit, c'est évident, en dehors des conditions
hygiéniques qui concourent à la production du tubercule, et dans
des conditions hygiéniques spéciales et différentes des premières.
Les bien déterminer et montrer comment on doit éviter les unes et
créer les autres, tel est le but de cette Etude; j'y procéderai par la
voie didactique, comme je l'ai dit déjà. J'émettrai des propositions
et je les démontrerai.

§ 1er.
PREMIÈRE PROPOSITION.

*Le tubercule a pour cause la perturbation, l'insuffisance ou la suspen-
sion des fonctions cutanées, physiologiques, ou pathologiques.*

L'analyse des causes de la phthisie mettra en évidence la vérité
de cette proposition.

Parmi ces causes, on place en première ligne la bronchite.
Viennent ensuite la pneumonie et la pleurésie. Ces affections ont
ordinairement pour cause un refroidissement. Si elles sont dues à
la prise de boissons, à une basse température, l'horripilation qui
suit alors atteste que les téguments sont affectés par sympathie,
qu'ils se contractent et ralentissent ou suspendent leurs fonctions.

Laennec n'admet pas que la bronchite soit une cause fréquente
de la phthisie, parce que, dit-il, à l'ouverture des corps on trouve
souvent des tubercules chez des sujets qui ne se sont jamais enrhumés, tandis que chez d'autres qui ont eu des rhumes fréquents, on
ne trouve aucune trace de ces productions morbides, circonstance
qui a fait dire à cet habile observateur : « *Malheur à l'homme qui, à
quarante ans, s'enrhume pour la première fois.* »

Ces faits et les raisonnements auxquels ils donnent lieu, seraient.
ils vrais de tout point, qu'ils n'atteindraient point ma première
proposition. Il est d'abord certain que la transpiration sensible ou
insensible est troublée, suspendue par le refroidissement. Or qui
pourrait affirmer que les sujets qui n'avaient jamais toussé et chez
lesquels Laennec a rencontré des tubercules, n'aient pas subi un

ou plusieurs refroidissements? Il est d'ailleurs évident pour moi que le refroidissement, que la suppression de la transpiration, s'ils ne sont pas suivis de toux, de bronchite, de pneumonie, etc., occasionneront plus sûrement la formation des tubercules. Ce phénomène mérite une explication; je la donnerai en développant ma seconde proposition.

Une habitation froide et humide, privée de soleil, est considérée comme une cause de la phthisie pulmonaire. Or la lumière et la chaleur solaire, sont des excitants de l'appareil tégumentaire; s'il en est privé, ses fonctions languissent. Le même effet est produit par le froid et l'humidité; ceux-ci en contractant la peau ralentissent sa fonction. Des vêtements insuffisants ont le même résultat. Des aliments de mauvaise qualité peuvent causer la phthisie, en jetant dans un état de langueur les fonctions dépuratives de l'enveloppe cutanée.

Une peau très blanche et d'une texture délicate, prédispose à la phthisie pulmonaire, et voici comment je le comprendrais. Ce genre de peau peut être très perméable à la portion aqueuse de la transpiration sensible ou insensible et se refuser à la sécrétion de la partie grossière de cette humeur excrémentitielle. Aussi le linge de ceux qui en sont doués, conserve-t-il longtemps les apparences de la propreté. Ici encore, les fonctions de la peau sont insuffisantes. — Le travail du cabinet, l'étude, l'enseignement et tous les travaux qui exigent une contention d'esprit, ralentissent les fonctions tégumentaires et prédisposent à la phthisie.

Nous avons souvent à traiter à l'hospice de Romans de jeunes chapeliers atteints de phthisie pulmonaire. Or ces artisans qui foulent le feutre après l'avoir trempé dans de vastes chaudières en ébullition et dont la vapeur remplit l'atelier sont, quand ils en sortent, inondés de sueur. Il leur est alors facile de subir des refroidissements; ils en subissent en effet et contractent des tubercules.

Une autre cause de cette affection, cause non encore analysée, c'est un séjour prolongé dans des établissements de consommation de 2e et 3e ordre. C'est à cette cause que je crois devoir rapporter l'affection tuberculeuse de jeunes gens, ouvriers robustes, bien constitués, qui ayant l'habitude des cafés, viennent succomber à l'hospice de Romans. Il est des phthisiques qui admettent volontiers cette filiation. Le mécanisme en est d'ailleurs facile à comprendre.

Ces établissements, en hiver et de nuit, sont fortement chauffés par des poêles en fonte, les consommateurs y sont nombreux, ils fument, respirent un air vicié ; discutent avec véhémence, s'échauffent et transpirent. Sortis dans la rue où ils s'éjournent encore, rentrant dans leur logis qui est sans feu, puis couchés dans un lit où ils sont insuffisamment couverts, ils se refroidissent profondément puis deviennent tuberculeux.

Les maladies de l'appareil digestif peuvent déterminer la phthisie pulmonaire, voici par quel mécanisme.

Une conséquence inévitable de la maladie de l'un des organes de cet appareil, de l'estomac tout particulièrement, ce sont les mauvaises digestions. Or les mauvaises digestions fournissent à l'économie des matériaux mal préparés et contenant en quantité notable des éléments excrémentitiels.

Mais ici les fonctions cutanées sont toujours languissantes et dès lors les principes excrémentitiels étant éliminés en proportion insuffisante, sont sécrétés dans les poumons et constituent des tubercules. Au grand séminaire de Romans j'ai souvent l'occasion de vérifier ce *processus morbide* : gastrite, gastro-intérite chronique, puis affection tuberculeuse.

Les chagrins, la tristesse, toutes les passions dépressives, des habitudes criminelles et débilitantes, sont autant de causes du tubercule. Mais ces passions, ces habitudes ne sont point expansives et sous leur action les téguments se contractent et fonctionnent imparfaitement.

Des exanthèmes peuvent causer la phthisie pulmonaire et toujours par suite de l'insuffisance des fonctions cutanées. Voilà qui mérite une explication.

Un principe virulent spontané ou dû à la contagion, infecte une économie. Il s'y établit bientôt un travail morbide qui aide à la nature médicatrice à séparer des humeurs saines le produit de cette infection, à le diriger vers les téguments et à en opérer l'élimination sous différentes formes exanthématiques. Tous ces actes constituent autant de fonctions dépuratives, pathologiques évidemment et non physiologiques, et les derniers qui appartiennent à l'organe cutanée, peuvent être troublés, suspendus et permettre la formation des tubercules.

La phthisie est souvent héréditaire. Le mécanisme de cette transmission trouvera son explication dans les développements de la proposition suivante et l'on verra qu'en dernière analyse, le tubercule par hérédité comme par suite d'un exanthème, reconnaît toujours pour cause première, la perturbation, l'insuffisance, la suspension des fonctions tégumentaires soit physiologiques, soit pathologiques. De cette discussion je crois pouvoir conclure en répétant ma première proposition :

Le tubercule a pour cause la perturbation, l'insuffisance ou la suspension des fonctions physiologiques ou pathologiques de la peau.

§ 2.
SECONDE PROPOSITION.

Quand il y a perturbation, insuffisance, suspension des fonctions de la peau, les principes que cet organe dépurateur devait sortir de l'économie, rentrent dans la grande circulation, puis sont sécrétés dans l'intérieur des tissus, dans celui du poumon particulièrement, de là naissent les tubercules.

Les téguments ont des fonctions dépuratives ; elles servent à sortir de l'économie des principes excrémentitiels qui, ces fonctions étant troublées, suspendues, etc., rentrent dans la grande circulation et causent des désordres que je vais analyser.

Pendant un exercice musculaire violent la décomposition organique est activée et les principes excrémentitiels provenant de cette décomposition, sont rejetés de l'économie par la transpiration. Si cette transpiration est supprimée par un refroidissement subit, les principes non excrétés rentrant dans la grande circulation deviennent un élément morbide qui irrite le système nerveux, cause des malaises, de la céphalalgie, des douleurs musculaires et articulaires, etc., symptômes qui constituent la courbature et dont le séjour au lit et une forte transpiration font prompte justice en sortant de l'économie la cause qui les a produits.

Ou bien cet élément morbide sera porté et déposé dans le tissu d'un organe, déterminé par une sorte d'élection et causera une gastrite, une entérite, une pneumonie, une pleurésie, un engorgement glandulaire, une bronchite, des abcès etc, ou toute autre affection, laquelle servira à la nature médicatrice à le sortir du système. Dans ces deux hypothèses on ne trouve point de place pour la formation des tubercules. Mais si l'élément morbide n'a pas été éliminé par l'une des voies que je viens d'indiquer, il pourra donner naissance à un commencement de tuberculisation.

Il y a d'autres circonstances bien plus favorables encore au développement du tubercule, c'est quand les fonctions cutanées sont troublées, ralenties par l'insuffisance des vêtements, par l'insalubrité des habitations, la mauvaise qualité des aliments, par des habitudes et des passions débilitantes; c'est quand ces fonctions languissent par suite d'une texture trop délicate des téguments, car alors les principes excrémentitiels ne causant ni courbature, ni inflammation d'un organe, ne sont point éliminés. S'accumulant ensuite progressivement dans le sang, ils le rendraient bientôt impropre à l'entretien des organes et plus tard la vie serait menacée, si le principe vital ne conjurait ce danger prochain, en provoquant la sécrétion des mêmes principes excrémentitiels entre les mailles des tissus d'un organe dont les fonctions ne sont pas immédiatement compromises. Telle me paraît être l'origine la plus ordinaire et la plus féconde du tubercule.

Ainsi s'explique la présence des tubercules que l'on rencontre dans les poumons à l'autopsie chez des sujets qui ont succombé à une autre affection que la phthisie pulmonaire, et qui n'avaient jamais été enrhumés, ni jamais toussé.

Ainsi s'explique encore combien la marche de la phthisie peut être latente, insidieuse et comment elle peut tout à coup se révéler pleine de gravité, à l'occasion d'un premier rhume, ce qui justifierait cette menace : « Malheur à l'homme qui, à 40 ans, s'enrhume pour la première fois ! »

Les considérations dans lesquelles je viens d'entrer aideront à expliquer le phénomène de la transmission des éléments du tubercule de la mère à l'enfant.

La phthisie est héréditaire, c'est un dogme reçu, et cette hérédité, aux yeux de la science, consiste dans la transmission à l'enfant par le père et la mère de leur prédisposition à contracter cette maladie. Ce n'est pas de ce genre   e j'entends parler ici, mais bien, comme on aurait pu   entir, de la transmission immédiate, directe, des éléments tuberculeux, de la mère à l'enfant avant la naissance de celui-ci, alors que mère et enfant peuvent, au point de vue de la circulation du sang, être considérés comme un seul être.

Trois hypothèses peuvent se présenter.

Dans l'une la mère ayant subi, et subissant l'une des causes de la phthisie, les éléments de cette maladie circulant dans ses veines, seront sécrétés dans ses poumons, donneront naissance à des tubercules, ou serviront à augmenter ceux qui existent déjà, et dans le même temps ils seront sécrétés dans le poumon, le cerveau, le mésentère de l'enfant qui dès lors naîtra tuberculeux.

Dans une seconde hypothèse, les éléments du tubercule s'accumuleront dans le poumon de la mère seule et son enfant naîtra parfaitement sain ; tandis que, dans la troisième hypothèse, l'enfant seul sera dépositaire des principes tuberculeux et la mère en sera préservée.

Ces explications font comprendre comment le lait d'une nourrice dont le sang contient les éléments du tubercule, puisse les transmettre à son nourrisson.

Dans le cours d'un exanthème, la peau fonctionne, mais évidemment ses fonctions ne sont pas naturelles, elles ne sont pas physiologiques ; elles sont dès lors pathologiques. Elles sont néanmoins dépuratives et leur objet c'est de sortir de l'économie le produit d'une infection. Que cette sortie soit entière, et le malade guérira parfaitement, mais si elle est nulle ou presque nulle, il succombera. Entre ces deux termes extrêmes, une bonne guérison et la mort, s'en trouve un troisième ; c'est quand les humeurs, produit de l'infection, sont partiellement éliminées. Elles sont alors déposées en partie dans le tissu cellulaire sous-cutané et causeront des abcès, ou bien sécrétées dans le tissu pulmonaire et formeront des tubercules.

J'espère avoir suffisamment établi ma seconde proposition à savoir :

Quand il y a perturbation, insuffisance, suspension des fonctions de la peau, les principes que cet organe dépurateur devait sortir de l'économie, rentrent dans la grande circulation puis sont sécrétés dans l'intérieur des tissus, dans celui du poumon particulièrement, d'où naissent les tubercules.

§ 3.

TROISIÈME PROPOSITION.

Le tubercule, produit d'une sécrétion morbide, est un composé de matière excrémentitielle.

Cette proposition déjà comprise dans la proposition précédente, mérite encore quelques développements.

Les tubercules ne sont point comme le cancer et les similaires du cancer qui sont dus à une aberration de la nutrition et de la chimie vivante, et où l'on rencontre la cellule, des capillaires sanguins et des filets nerveux ; tous ces premiers éléments de l'organisation leur font défaut. Ils ne sont point sécrétés par un organe spécial et recueillis dans une cavité *ad hoc*. La matière en est déposée sur des membranes qu'elle recouvre en nappe, ou entre les mailles des tissus qu'elle écarte et auxquelles elle adhère, non par des liens organiques, mais à la manière d'une impureté grossière aux vêtements. Les altérations que le tubercule peut subir, dépendent de lois inorganiques et non de lois vitales. Enfin, quelle que soit la doctrine que l'on professe sur la nature et sur le mode de développement de la substance tuberculeuse, on est toujours tenu d'admettre qu'elle préexiste à la naissance et au développement du tubercule ; naissance et développement constamment précédés et accompagnés de perturbation, d'insuffisance ou de suspension des fonctions tégumentaires.

Tels seraient donc, dans la marche de la phthisie pulmonaire, l'ordre et la succession des faits : *insuffisance de la dépuration cutanée, rentrée dans la grande circulation de principes excrémentitiels, leur sécrétion dans le tissu du poumon, naissance et accroissement des tubercules, leur ramollissement, expectoration de ces produits morbides et, enfin, formation des cavernes pulmonaires.*

D'après cette théorie à laquelle j'ose croire, j'inclinerais à penser que la composition du tubercule ayant pour cause l'insuffisance des fonctions physiologiques de la peau, est analogue à celle des impuretés que l'on pourrait recueillir sur les téguments macérés dans un bain lorsque, depuis longtemps ils ont été privés de ce moyen hygiénique. Quant à la composition du tubercule provenant de l'insuffisance des fonctions pathologiques des téguments, quelle en serait la nature, quel en serait l'analogue ?... .... Je l'ignore. Néanmoins je crois pouvoir conclure en rappelant ma troisième proposition :

Le tubercule, produit d'une sécrétion morbide, est un composé de matière excrémentitielle.

§ 4.
QUATRIÈME PROPOSITION.

La régularisation, l'augmentation des fonctions cutanées, sont des moyens préventifs de la phthisie pulmonaire ; ce sont aussi des moyens curatifs de cette maladie.

Le premier membre de cette proposition ne présente aucune difficulté. Et, en effet, si l'insuffisance des fonctions cutanées permet à des principes excrémentitiels de rentrer dans le sang, si ces principes peuvent être sécrétés dans les poumons et constituer des tubercules, on pourra prévenir ce fâcheux dénouement en rétablissant, en activant ces fonctions. Ces moyens de dépuration du sang, moyens naturels, seront mis en œuvre par le principe vital, quand il en sera sollicité, préférablement à une sécrétion morbide dans le tissu des poumons.

Nous en trouvons un exemple dans la guérison de la courbature par la transpiration.— La solution du second membre de la 4e proposition offre de plus sérieuses difficultés.

La guérison de la phthisie pulmonaire exige, en effet, 1° lorsqu'elle est à sa première période (tubercules crus) et aussi, quand elle est à sa seconde période (tubercules en voie de ramollissement et d'expectoration), l'absorption de ces corps étrangers et leur rejet, leur excrétion de l'économie ; 2° la guérison de la phthisie arrivée à sa troisième (présence des cavernes pulmonaires), exige en plus la cicatrisation de ces cavernes. Cette cicatrisation et plus facilement encore l'absorption des tubercules, peuvent s'opérer par les seules forces de la nature.

Évidemment la nature médicatrice guérissant la phthisie sans le secours du médicament, doit opérer cette cure en dehors des causes de la maladie ; elle doit l'opérer dans des conditions hygiéniques opposées à celles qui l'ont fait naître et se développer, conditions enfin qui permettent et activent le jeu des fonctions cutanées.

Pour comprendre comment agit la nature médicatrice quand, à l'aide des fonctions dépuratives des téguments, elle guérit la phthisie par l'absorption de la matière tuberculeuse et la cicatrisation des cavernes pulmonaires, il faut considérer quels sont ses procédés dans la guérison des maladies cutanées ; car ici on peut, en quelque sorte, en suivre de l'œil les opérations.

Ainsi quand on traite une affection vésiculeuse, pustuleuse, que les vésicules, les pustules sont réunies par groupes distants les uns des autres et que l'on en recouvre de feuilles de chou quelques-uns seulement, aussitôt la supuration séreuse, séro-purulente s'y accroît au centuple, tandis qu'elle diminue puis se tarit dans les groupes privés de feuille ; cependant la guérison s'opère au même moment sur tous les points (1). D'après ces faits que j'ai souvent observés, j'ai, dans ma Notice sur les propriétés médicinales de la feuille de chou, formulé la loi suivante :

« L'absorption d'un produit morbide ayant lieu sur un point, est réglée par l'excrétion qui s'en fait sur un autre point, exactement comme si les vaisseaux absorbants étaient sollicités dans leur action pour fournir des matériaux aux vaisseaux excréteurs en proportion de l'énergie fonctionnelle de ceux-ci. Il s'établit ainsi un courant d'humeurs entre les vésicules et les pustules non recouvertes de feuilles et où se fait l'absorption, et les lésions de même nature qui sont recouvertes de feuille, et où se fait l'excrétion » — L'absorption du tubercule doit suivre la même loi et voici comment j'en comprends l'application :

Les fonctions dépuratives cutanées ont pour objet de sortir de l'économie des principes excrémentitiels qui, si ces fonctions sont insuffisantes, seront sécrétés dans le tissu du poumon et formeront des tubercules. Mais si à l'aide d'un agent, d'un procédé on sur-active ces fonctions, comme avec la feuille du crucifère on sur-active la suppuration et la sécrétion dans les pustules et les

(1) Voir ma Notice sur les propriétés médicinales de la feuille de chou. En vente chez l'auteur, rue du Clos, 39, à Besançon, et chez MM. Marion, place Saint-Pierre, et Farrey, rue Saint-Vincent, 25, libraires à Besançon. Prix : 1 fr. 50, et *franco* par la poste 1 fr. 80.

vésicules qu'elle recouvre, les principes excrémentitiels actuelle-
ment en circulation, seront bientôt insuffisants à l'activité de la
dépuration cutanée et alors les vaisseaux absorbants seront sollicités à leur en fournir de similaires, et ils le feront aux dépens des
tubercules, de là leur absorption.

La guérison des ulcères et des cavernes du poumon trouverait
aussi son explication dans le mode de guérison des ulcères mul-
tiples du tissu tégumentaire, et la Notice sur les propriétés médicinales de la feuille de chou en contient les enseignements et des
exemples.

Tout ulcère spontané, dis-je dans ma Notice, tout ulcère spontané des téguments reconnaît pour cause la présence, dans l'économie, d'une humeur viciée à laquelle la nature médicatrice ouvre
une porte de sortie afin de prévenir les désordres que cette humeur
pourrait causer dans les organes nécessaires à l'entretien de la
vie. Borné d'abord, l'ulcère peut aller s'agrandissant par la conti-
nuité de sa fonction de sécrétion, parce que les principes qu'il éli-
mine, étant anti-organiques, désagrègent les éléments et détruisent
la trame des tissus qui lui servent de siége.

Pour obtenir une guérison rationnelle d'un ulcère cutané, il faut
tout d'abord en supprimer la cause, résultat qu'on peut obtenir
par deux voies différentes : 1° en modifiant profondément l'économie, en corrigeant l'humeur viciée par un traitement dépuratif et
par un régime bien entendu. Cette voie est longue, très incertaine
et, à raison de ses exigeances, impraticable pour le grand
nombre.

La 2° voie c'est, marchant à la suite de la nature médicatrice, de
faire sortir par la voie ouverte à ce dessein, l'humeur viciée, jusqu'à son épuisement, en sorte qu'elle ne puisse plus se régénérer
par une manière de fermentation.

Cette seconde voie, la plus courte, la plus sûre, et la plus à portée de toutes les situations, c'est la feuille de chou.

Sous ce végétal, la sécrétion, dans un ulcère, s'élève d'abord au
centuple et quelque fois bien au-delà, puis elle se ralentit, se supprime enfin, et l'ulcère guérit. Il guérit sans dommage aucun pour
le malade et sans crainte prochaine, probable d'une récidive,
parce que la cause de l'ulcère, une humeur viciée, a été éliminée.

Quand le malade est atteint de plusieurs ulcères, dont quelques-uns siègent sur des régions peu accessibles, il suffit d'appliquer des feuilles sur celles qui sont d'un facile accès; l'abondance de la suppuration dans les ulcères recouverts de feuilles, profite à ceux qui en sont privés, et tous guérissent également et en même temps dès que leur cause commune est épuisée.

Tous ces faits s'accomplissent sous l'œil de l'observateur. Nul doute qu'il n'en soit ainsi pour les affections de même genre ayant leur siége dans ses organes internes, car la nature médicatrice, simple dans ses opérations, doit soumettre aux mêmes lois de réparation, de guérison, des affections qui sont semblables, qu'elles soient internes ou qu'elles soient externes.

Dès lors, de même que la guérison d'un ulcère cutané exige la suppression de sa cause, la présence d'une humeur viciée dans l'économie; de même la guérison d'un ulcère, d'une caverne du poumon, exigera préalablement que ces affections soient soustraites à la cause qui les a produites et les entretient. Or ces causes, ce sont les principes excrémentitiels que sécrètent les surfaces des cavernes et des ulcères du poumon. Mais ces principes auraient dû être éliminés par les téguments, c'est donc sur les téguments qu'il faut agir, c'est leur action qu'il faut provoquer, puis activer, en recourant, à l'imitation de la nature, à des moyens hygiéniques.

Je l'ai dit déjà; la curabilité des ulcères et des cavernes du poumon est admise par les plus grands observateurs, et l'on vient de voir comment je comprends le mécanisme de leur cicatrisation. Mais pour qu'une ou plusieurs cavernes, un ou plusieurs ulcères ayant leur siége dans un organe aussi essentiel à la vie que le poumon, puissent guérir, il est nécessaire que ces lésions soient limitées en étendue et que le malade puisse résister tout le temps que nécessitera leur cicatrisation.

Voilà une longue discussion où j'ai dû, pour résoudre le problème compris dans ma 4ᵉ proposition, faire appel à des guérisons qui s'opérant sous le regard, permettent, les lois de la vie étant générales et procédant également à la guérison des maladies tant internes qu'externes, de dire sous forme complétement affirmative : *La régularisation, l'augmentation des fonctions cutanées sont des moyens préventifs et curatifs de la phthisie palmonaire.*

Division et marche de la phthisie pulmonaire.

SON TRAITEMENT.

La phthisie, maladie chronique habituellement, peut se présenter à l'état aigu; c'est la phthisie galopante. Voici brièvement quelle en est la nature, quelles en sont les causes et comment on doit la combattre.

La phthisie galopante dépend absolument de l'état morbide du tissu pulmonaire où siégent les tubercules et non des tubercules eux-mêmes, lesquels, étant privés d'organisation ne sont point susceptibles de maladie.

Dans la phthisie galopante le tissu est atteint d'une inflammation sur-aiguë. Cette inflammation peut se déclarer subitement, sans autres symptômes précurseurs que ceux des maladies aiguës. Elle est due alors à l'une des causes de l'inflammation des organes thoraciques, la pneumonie, la pleurésie, etc. Mais le plus ordinairement elle se déclare pendant le cours ou à la suite d'une affection fébrile, d'un exanthème cutané, etc.

Le traitement de la phthisie galopante dont je ne puis donner que des généralités, doit être celui des maladies aiguës du poumon et consister en application de sangsues chez les sujets jeunes, sanguins, vigoureux, et en toutes circonstances, en tisanes délayantes, en tisanes pectorales, en lochs blancs opiacés, avec addition d'eau de laurier-cerise; en préparations antimoniales et en révulsifs. La diète doit être sévère pendant toute l'acuité de la maladie.

Je ne dois point oublier la feuille de choux. Ce végétal employé aux pansements des révulsifs, en accroît merveilleusement la suppuration.

Appliquée sur la poitrine sans le secours vésicant, elle provoque une abondante sécrétion de sérosité ce qui soulage singulièrement le malade.

Le but de ce traitement est d'amener la phthisie galopante à la marche chronique. Je vais maintenant exposer le traitement que j'oppose à cette forme de la phthisie pulmonaire; mais auparavant je rappellerai quels en sont les fondements.

L'insuffisance, la suppression des fonctions cutanées précédant et accompagnant toujours la naissance et le développement des tubercules, en sont les causes les plus probables.

Les fonctions dépuratives des téguments ont pour objet de sortir de l'économie des principes excrémentitiels qui, s'ils ne sont pas éliminés, vicieront le sang et le rendront impropre à l'entretien de la vie : ce danger sera conjuré par leur sécrétion dans le tissu pulmonaire sous la forme de tubercule.

Le tubercule, matière inerte, ne contenant aucun élément de l'organisation, échappe à l'action de tout médicament, ce qui nous explique, je le répète, pourquoi l'art ne saurait trouver un moyen curatif de la phthisie pulmonaire.

Incurable pour l'art, la phthisie pulmonaire guérit par les seules forces de la nature, quand, chez le malade, les fonctions de la peau, dont la suspension et même l'insuffisance causent cette maladie, sont, grâce à des conditions hygiéniques favorables, en pleine activité.

En conséquence, pour venir en aide à la nature médicatrice dans la guérison de la phthisie, il faut chercher à faire naître les conditions où elle l'opère spontanément.

Or on trouve les moyens dans l'emploi : 1° du régime ; 2° de l'exercice musculaire ; 3° dans le choix des vêtements, et 4° dans les applications de la feuille de chou. Les trois premiers appartiennent à l'hygiène, et le dernier, s'il n'y trouve pas sa place, n'appartient pas davantage à la matière médicale.

Quoiqu'il en soit, j'en traiterai dans autant de paragraphes et dans un cinquième je traiterai de moyens auxiliaires tirés de la matière médicale et de la thérapeutique. Mon traitement hygiénique, en effet, ne contredit à aucune médication, à aucun système de traitement.

Traitement hygiénique de la phthisie pulmonaire.

1er §.

Du régime.

C'est une grande erreur de croire qu'un régime absolu, le même toujours et pour tous, puisse être un moyen curatif de l'affection tuberculeuse. Oui, on se trompe quand, partant des données que la chimie fournit sur la composition normale du sang, d'une part, et d'autre part, sur les principes qui font défaut dans celui des tuberculeux et dans quelles proportions, et sur la nature des aliments les plus propres à le reconstituer, on conseille à ces malades, ne tenant aucun compte de leurs habitudes, ni de l'état de leurs organes digestifs; la viande de bœuf ou de mouton, la viande crue; un vin généreux à tous leurs repas. La chimie n'est point ici compétente; elle ignore, en effet, comment s'opère la nutrition et voici des faits qu'elle n'a pas encore expliqués.

En hiver, le bœuf, le lièvre, le cerf, se nourrissent de paille, d'herbes desséchées, de l'extrémité d'arbres ou d'arbrisseaux et, bien que ces débris de végétaux ne contiennent pas de principes azotés et ferrugineux, ou en contiennent dans de faibles proportions, le sang de ces animaux est abondant et riche. Pour expliquer ce phénomène, il faut nécessairement admettre qu'ils puisent dans l'atmosphère, *cet immense patibulum vitæ*, les éléments dont leur nourriture peut être dépourvue. Voici d'autres faits, ils concernent notre espèce, ils paraîtront plus concluants.

Il m'est arrivé souvent de donner des soins à des jeunes personnes atteintes de chloro-anémie : suppression des mois ou leur insuffisance et sang décoloré, pâleur de la peau, pâleur des muqueuses, essoufflement, palpitation et faiblesse musculaire etc, dont l'état s'était progressivement aggravé pendant qu'elles étaient mises à un régime fortement animalisé et à un traitement tonique comprenant des préparations de fer et de quinquina. Mais aux symptômes de chloro-anémie, s'ajoutaient chez ces malades, de la chaleur et de la sécheresse à la peau, de la fréquence et de la récurrence dans le pouls, un pointillé grisâtre à la base de la langue.

Or ces derniers symptômes m'avertissaient de la présence d'une phlegmasie latente ayant son siège dans le système gastro-intestinale. Voici quelles ont été mes prescriptions :

D'abord suspension de tout médicament, et, suivant la gravité de la phlegmasie latente ; diète sévère, eau pure, eau de poulet ou de viande de lait, diète lactée, potage de fécule au beurre frais, au bouillon de poulet, etc. Enfin retour progressif à une alimentation plus substantielle. Je faisais aussi à ces malades, la recommandation expresse de ne pas toucher à l'eau froide.

Eh bien ! dès les premiers jours de ce traitement, la faiblesse, l'oppression, les palpitations diminuaient, la peau et les muqueuses prenaient une légère coloration, et quand les règles survenaient, le sang présentait à peu de chose près, les qualités de celui de la santé. Ce résultat peut étonner ; il est cependant d'une facile explication.

En effet, dans ces cas de chloro-anémie, un état morbide de l'estomac empêche l'assimilation de la nourriture et des remèdes, et, par une action sympathique sur le poumon, ôte à cet organe la faculté de puiser dans l'atmosphère les principes nécessaires à la réparation du sang ; tandis que la diète et des boissons aqueuses ou à peine nutritives, permettent à l'estomac de rentrer, par le repos, dans son état physiologique, et au poumon qui cesse d'être impressionné sympathiquement par les souffrances de l'organe gastrique, de fonctionner avec régularité.

Toutes ces observations me faisaient donc admettre dans l'atmosphère, la présence de principes nécessaires à la vie, autres que l'oxygène et l'azote, et, partant de cette croyance, je me préoccupais, dans le traitement de la chloro-anémie, de l'état des organes digestifs. Cette pratique serait aujourd'hui justifiée par les sciences physiques.

On sait en effet que M. Tissandier fit, dans le courant de l'année 1875, communication à l'Institut d'un Mémoire ayant pour titre : *Existence de corpuscules ferrugineux dans les poussières atmosphériques.* Il y rappelle comment il a, sur des surfaces planes et élevées, recueilli des poussières d'où sortaient, attirés par la présence d'un aimant sur lequel ils venaient se fixer, des corpuscules de fer magnétique, non de nature terrestre, fait observer M. Tissandier, mais de nature cosmique.

Or ce fer quelle qu'en soit l'origine, et probablement d'autres principes non encore découverts, mais contenus dans l'atmosphère, sont appelés à suppléer à l'insuffisance et, peut-être, à l'absence des mêmes principes dans la nourriture de l'homme et des animaux. Mais pour qu'ils puissent se les approprier, leurs organes de la digestion doivent être dans de bonnes conditions physiologiques.

Non, certainement non, le régime qu'il soit de nature végétale ou animale ne sera jamais un remède spécifique de la phthisie. Cependant il joue un grand rôle dans le traitement de cette maladie.

En voici la règle générale : *Permettre au tuberculeux de suivre les préférences de son estomac.* Enfin de compte cependant, on doit la préférence au gras parce qu'il nourrit sous un moindre volume et qu'il est généralement d'une digestion plus facile. Mais que les aliments du tuberculeux soient de nature animale ou végétale, il importe qu'il en use avec modération, parce que l'excédant de ce qui est nécessaire à l'entretien des organes, tout ce qui n'est pas assimilé, constitue autant de principes excrémentitiels ; et ces principes, d'après le mode de dépuration chez les phthisiques, seront de préférence, dirigés sur les poumons et serviront à l'accroissement des tubercules ou à l'agrandissement des cavernes. On sait, du reste, combien les mauvaises digestions exaspèrent la toux, altèrent les crachats et les augmentent.

La chirurgie peut ici nous donner d'utiles leçons. Elle nous apprend qu'un écart de régime rend une plaie plus douloureuse, en altère la suppuration, la rend plus abondante, moins louable d'odeur et d'aspect.

§ 2.

De l'exercice musculaire.

L'exercice musculaire, j'en suis convaincu, est, quand on peut s'y livrer, le moyen le plus efficace, le plus sûr pour combattre la phthisie pulmonaire. Dans son énumération des moyens qui ont été employés dans le traitement de cette maladie, Laennec nomme l'exercice et le repos; dès lors, peut-on dire, proposer l'exercice musculaire, pour combattre l'affection tuberculeuse, n'est pas une nouveauté. Soit ; il y a cependant quelque mérite à le rappeler, et d'ailleurs ma manière de le comprendre et ma raison de le conseiller sont choses nouvelles.

Cet exercice embrasse tout ce qui met en jeu le système musculaire afin d'activer les fonctions cutanées jusqu'à la transpiration, s'il y a possibilité. Ce but, on peut l'atteindre par la promenade, la course, le saut, le travail des champs et du jardin, le travail dans un établi de menuisier, de charron etc, on peut l'atteindre par l'escrime, le jeu de billard etc, etc.

Mais tout exercice en plein air doit être préféré, et parmi ceux-ci, c'est le travail de la terre qui l'emporte si le temps et la saison le permettent. Quand on a obtenu la transpiration par l'exercice musculaire, il faut absolument changer de linge, cette précaution est rigoureuse ; si on la négligeait, le remède se changerait en poison.

Par l'étude des causes de la phthisie, j'ai établi qu'en dernière analyse la cause de cette maladie, c'est l'insuffisance des fonctions physiologiques et pathologiques des téguments. Il sera parlé de ces dernières fonctions à propos des exanthèmes cutanés. Quant aux fonctions physiologiques des téguments, quoi de plus efficace pour les rétablir et pour les activer que l'exercice musculaire ? J'ai déjà montré par quel mécanisme l'augmentation des fonctions tégumentaires aidait à l'absorption des tubercules et à la cicatrisation des ulcères et des cavernes du poumon.

J'avais pressenti combien l'exercice musculaire et la transpiration qu'il cause pourraient servir à prévenir la phthisie et à la combattre, au souvenir d'une population rurale que j'ai parfaitement connue et où telle affection se montrait rarement. Et cependant les travaux des champs exposent souvent à contracter la pneumonie, la pleurésie, les rhumes ; les rhumes surtout dont les travailleurs des champs n'ont aucun souci. Ceux auxquels mes souvenirs se reportent, étaient, en général, fort mal vêtus et leur régime alimentaire était misérable. Il se composait d'un pain grossier où l'orge était en majorité, de pommes de terre, de maïs, de lait caillé, de porc salé, mais rarement. Le vin et la viande de boucherie leur étaient à peu près inconnus.

Eh bien ! dans ces conditions qui, d'après toutes les écoles, sont très favorables au développement de la phthisie, cette maladie était si rare parmi cette population qu'elle y constituait un événement. Pourquoi cette immunité ? quelle en était la cause ? Je la trouve dans le travail corporel et dans l'activité qu'il imprime aux fonctions de la membrane cutanée.

Le tuberculeux qui se livrera à un exercice musculaire un peu violent, fût-il de son choix, pourra dans les commencements éprouver une augmentation dans la toux et l'oppression, mais en général, pour peu de temps, et pendant que la toux et l'oppression diminueront, l'appétit et les forces s'accroîtront et les digestions seront meilleures.

§ 3.

Des vêtements.

On est d'accord pour conseiller à celui qui est atteint de phthisie, ou qui en est menacé, de se bien garantir du froid, de se vêtir avec soin; on lui fait prendre, sur la chair, un vêtement en tissu de laine appelé : flanelle de santé. L'industrie s'est appliquée à en rendre l'usage aussi agréable que possible en donnant à ce tissu finesse et souplesse. Avec ces qualités, la flanelle atteindra-t-elle le but que se proposent ceux qui la conseillent et ceux qui la portent, prévenir les tubercules, concourir à leur absorption en imprimant à la peau un degré d'énergie suffisant pour qu'elle sécrète des principes excrémentitiels grossiers ?

C'est bien douteux.

Cependant la flanelle sera utile aux tuberculeux à la condition qu'ils n'auront aucun égard à la croyance que la flanelle absorbant la sueur, on peut, fût-elle humide, mouillée même, la garder sans danger. C'est là une erreur. Sous une flanelle simplement humide et à plus forte raison si elle est mouillée, les fonctions cutanées se ralentissent toujours et se suppriment quelquefois. On connaît les conséquences du ralentissement, de la suppression des fonctions tégumentaires. Le tuberculeux les évitera en changeant de flanelle quand elle sera mouillée ou simplement humide.

J'ai d'excellentes raisons pour croire que d'autres tissus en laine seraient, pour prévenir la phthisie et même pour la combattre, plus efficaces que la flanelle de santé. Je veux parler ici de tuniques en laine d'un tissu un peu grossier, que portent, en place de linge de corps, des ordres religieux des deux sexes. Tels sont les Trappistes, les Chartreux, les disciples de St. François et de St. Dominique etc. Je me suis renseigné près des Chartreux et l'on m'a répondu qu'il était excessivement rare qu'un Chartreux mourût de la phthisie pulmonaire.

Je connais très particulièrement une communauté de Clarisses. Ces religieuses arrivent presque toutes à un âge très avancé, et il est inouï qu'il en meure de phthisie. Et cependant les Clarisses jeûnent et font maigre toute l'année, excepté dans les cas de maladie. Elles marchent pieds-nus en toutes saisons et se lèvent à minuit pour aller à la chapelle chanter l'office. Ce genre de vie devrait, d'après tous les pathologistes, être une cause fréquente de tubercules. Le contraire arrive cependant. Comment l'expliquer sinon en admettant que la tunique en laine que portent les Clarisses, leur procure cette immunité ? Ce vêtement agit en activant les fonctions de la peau, et remplace en quelque sorte et d'une manière permanente, une pratique bien appréciée par les fermiers, le bouchonnage.

Ceux donc qui sont menacés de contracter la phthisie pulmonaire, ou qui déjà en sont atteints, s'ils n'ont pas la ressource de l'exercice musculaire, qu'ils prennent la tunique en laine grossière et qu'ils en changent quand elle est mouillée.

§ 4.

De la feuille de chou.

Je conseille donc l'emploi de la feuille de chou dans le traitement de la phthisie pulmonaire. Ce conseil pour ceux qui n'ont ni vu ni expérimenté, paraîtra chose plaisante ; mais pour moi qui ai vu et expérimenté, c'est chose très sérieuse.

Ce sentiment sera bien vite partagé par celui qui se servira de la feuille.

Comme dans le traitement de la phthisie aiguë, on s'en sert pour panser les vésicatoires dont elle décuple la suppuration. Appliquée en dehors du vésicatoire, sur la poitrine d'un tuberculeux, elle provoque une abondante transpiration qui peut s'étendre à toute la surface cutanée.

Mais tout ce qui active les fonctions tégumentaires prévient la formation du tubercule, ou en arrête l'accroissement et en provoque l'absorption ; il arrête également l'agrandissement des cavernes pulmonaires et en facilite la cicatrisation. Tel est bien le rôle de la feuille de chou quand, chez un tuberculeux, on en fait l'application sur des téguments en pleine activité de leurs fonctions physiologiques.

Mais quand ces organes sont atteints d'un exanthème, variole, rougeole, scarlatine etc, et que leurs fonctions naturelles ont fait place à des fonctions morbides, l'action du crucifère est bien autrement apparente ; elle se montre en véritable spécifique.

Je prends pour exemple la variole confluente. Dans cette forme les pustules sont si pressées qu'elles paraissent être réunies en une seule pustule qui est complétement vide, bien que le système soit en surgescence d'humeur variolique. La surface cutanée est alors brûlante et sèche. Eh bien ! si dans ces conditions on en recouvre quelques points de feuilles de chou, il s'y produit aussitôt une abondante sécrétion d'une sérosité infecte, et cette sécrétion, l'emploi du crucifère étant continué, persévérera jusqu'à l'épuisement des principes varioleux, jusqu'à la guérison du malade ; il ne lui restera aucun élément pour des abcès ou pour des tubercules.

Les fièvres, nous enseigne le professeur Franc, guérissent de la phthisie pulmonaire. Voici par quel procédé. Pendant le cours d'une fièvre, il s'opère un travail interne ayant pour but l'élimination des principes dus au ferment générateur de la maladie. C'est une dépuration qui a lieu par la surface intestinale et qui déterminerait l'absorption des tubercules et leur excrétion par la même surface.

Or, bien plus facilement le tubercule doit être absorbé et excrété pendant le cours d'un exanthème, les principes dus à un virus étant alors excrétés par la peau, organe spécial de sécrétion et d'élimination de principes excrémentitiels, qui, s'ils sont retenus forment des tubercules.

A la propriété d'activer les fonctions de la membrane cutanée, la feuille ajoute d'être antiphlogistique. Elle combat l'inflammation du tissu pulmonaire où siégent les tubercules, en résout les engorgements, calme l'irritation bronchique et la toux, rend l'expectoration moins abondante et plus facile et diminue l'oppression.

On comprend aisément combien, grâce à ces propriétés, la feuille peut être utile au tuberculeux à qui tout exercice musculaire est impossible, et quel secours elle apportera au traitement qu'exige la phthisie galopante. Mais qu'on ne l'oublie pas, c'est la persévérance qui assure le succès.

Des faits nombreux et bien observés, je crois, m'ont convaincu que la feuille de chou est un spécifique plus certain des exanthèmes cutanés que le sulfate de quinine des fièvres intermittentes. En effet, le sulfate de quinine supprime ordinairement, mais pas toujours, la périodicité, mais elle laisse subsister l'intumescence de la rate, le teint brun-jaunâtre des malades, teint qui témoigne de l'altération de leur sang; tandis que la feuille procure aux varioleux, par exemple, à ceux mêmes qui sont atteints de variole confluente, une guérison parfaite et leur enlève tout élément qui pourrait servir à des abcès ou à des tubercules.

§ 5.

De divers moyens pouvant servir d'auxiliaires au traitement hygiénique de la phthisie pulmonaire.

Il est admis que la phthisie pulmonaire est au-dessus des ressources de l'art; il l'est également que la nature la guérit avec les siennes seules quand, on doit l'ajouter, le tuberculeux est placé dans des conditions hygiéniques particulières, différentes de celles où la maladie naît et se développe. Conçu d'après ces principes, le traitement, dont je viens de développer les éléments, ne comprend aucun médicament anti-phthisique prétendu. Il vise à rétablir les fonctions cutanées, à les activer, à placer les tubercules dans les conditions où la nature peut en opérer la guérison. Mais ce traitement n'exclut aucune médication; on peut lui associer le soufre et les préparations sulfureuses, le phosphore et ses préparations, les préparations iodurées, l'huile de foie de morue et de raie, les thérébenthines, le *Sylvium cyneraicum*, etc.

En traitant de ces substances, j'entre dans le domaine de la matière médicale; j'aurai à m'en justifier.

3

Les anciens se servaient du soufre dans le traitement de la phthisie, les modernes lui préfèrent les eaux minérales sulfureuses. J'ignore la raison de cette préférence; soufre et eaux sulfureuses ont une action identique. Ces dernières sont d'un emploi difficile. Etant très excitantes, elles peuvent être utiles aux tuberculeux d'un tempérament lymphatique, à fibres molles, d'une sensibilité obtuse, quand, toutefois, ils seront fièvre et sans inflammations viscérales. Elles seront nuisibles aux tempéraments nerveux, sanguins, irritables, quand il y aura fièvre et inflammation. Au reste, je n'ai pas à déterminer ici quelles en sont les indications et les contre-indications, ce soin appartient aux spécialistes. Ce qu'il m'importe de connaître, c'est leur mode d'action.

Les eaux sulfureuses causent une excitation générale, cependant elles agissent plus spécialement sur la peau dont nécessairement elles augmentent les fonctions. En ce sens, leur action est semblable à celle des moyens dont j'ai parlé précédemment.

Ce que j'ai dit du soufre et des eaux sulfureuses est applicable au phosphore, à l'iode et à leurs composés. Toutes ces substances ayant entre elles la plus grande analogie de propriétés chimiques, elles doivent avoir, les unes et les autres, la même action sur les téguments et en activer les fonctions. Ne peut-on pas en dire autant des térébenthines et des balsamiques?

Je dois donc modifier la sévérité du jugement que j'ai porté sur l'inefficacité des moyens dont l'art dispose pour combattre la phthisie. Les eaux sulfureuses, en effet, revendiquent des guérisons de tuberculeux et à bon droit. Peut-être aussi les préparations phosphorées, iodées, les balsamiques, les térébenthinées pourraient faire les mêmes revendications. Aucune de ces substances, certainement, n'a jamais été considérée comme un spécifique de l'affection tuberculeuse.

Ainsi, chose remarquable! tous les agents de la matière médicale en qui l'on a reconnu de l'utilité dans le traitement de la phthisie pulmonaire, agissent comme les moyens hygiéniques dont se compose mon traitement; ils activent les fonctions tégumentaires.

Le traitement hygiénique repousse bien moins encore les moyens que l'art emploie pour combattre la fièvre, l'inflammation des organes de la respiration, l'hémoptysie, la toux, la difficulté dans l'expectoration, la sueur, la diarrhée colliquative, etc., complications ordinaires de la phthisie. Ces moyens, généralement les mêmes, quel que soit le traitement prétendu spécifique, qui ait été préféré pour combattre cette maladie, seraient, au témoignage de Laennec, les seuls vraiment utiles et les seuls qui auraient survécu; tels sont les sirops, les pâtes, les bonbons, les capsules, les bol .Jous, les gelées pectorales et balsamiques, etc. Inutile d'entrer dans de plus grands détails; ces différents remèdes sont suffisamment connus; ils sont d'ailleurs annoncés dans de nombreuses publications.

Voici encore des substances appartenant au régime végétal que je crois utiles aux tuberculeux : ce sont le fruit de l'églantier et ses rameaux et les amandes en coque.

Le fruit de l'églantier est légèrement astringent. Dans les campagnes, on l'emploie en décoction contre la diarrhée des enfants. Ce moyen est aussi très efficace chez les adultes. Les rameaux de l'églantier partagent à un degré moindre les propriétés de son fruit. La décoction de ces substances, avec une petite proportion de gomme arabique, combat avec succès la diarrhée des tuberculeux. Elle a un autre effet. Elle diminue la sécrétion des muqueuses bronchiques, dont le produit (des mucosités), très adhérent aux bronches, exige, pour être expectoré, des efforts de toux répétés. Aussi les crachats contenant alors moins de mucosités, étant presque purulents, sont rendus avec peu d'efforts et peu de toux.

La décoction de coques d'amandes coupée d'une égale quantité de lait est, dans certaines localités, employée contre le rhume avec utilité. Cet effet, dont j'ai été témoin, m'a déterminé à employer l'amande en coque dans le traitement de la phthisie et de la bronchite chronique. Voici, du reste, comment j'emploie ces substances :

D'abord le fruit de l'églantier doit être préféré aux rameaux de cette plante. La décoction, soit de l'un, soit de l'autre, peut être additionnée de vin dans une proportion réglée sur l'état du malade, être administrée sous forme de tisane, ou donnée en boisson pendant les repas.

L'amande en coque entre dans la composition d'une tisane, celle que je préfère entre toutes dans le traitement de la phthisie et de la bronchite chronique. En voici la formule :

Prenez six amandes en coque concassées,
Une cuillerée à soupe du fruit de l'églantier,
Ou une quantité équivalente de ses rameaux,
15 à 20 grammes de gomme arabique,
Autant de racine de guimauve ou graine de lin,
faites bouillir le tout, dans deux litres d'eau, deux heures environ.
Passez et administrez tiède et sucré au goût du malade.

Le traitement hygiénique accepte aussi le concours des révulsifs, rubéfiants, vésicatoires, sétons, cautères. Dans l'emploi de ces moyens, il y a toujours un choix à faire. Quand l'affection pulmonaire, engorgement, induration tuberculeuse ou caverne, etc., est parfaitement localisée, c'est au cautère ou au séton qu'on doit donner la préférence et l'appliquer, autant que possible, sur la région de la poitrine qui correspond à la portion malade du poumon.

Mais si les tubercules, si les engorgements sont disséminés, s'il y a plusieurs cavernes distantes les unes des autres, le vésicatoire doit être préféré. C'est au thapsia ou à d'autres rubéfiants peu actifs qu'il faut recourir quand la phthisie est galopante ou quand le tuberculeux est très irritable.

Le révulsif préféré et appliqué, on peut en décupler l'action en le recouvrant de feuilles de chou, qui en dépasseront les limites dans tous les sens, et bien plus utilement encore s'étaleront sur toute la poitrine.

Je conseille aussi l'usage d'un sirop dont la composition est en harmonie avec les principes développés dans cette Étude. Entre autres substances, il contient du *Jaborandi* dont l'action sur le système cutané est manifeste. Il contient encore d'autres substances propres à combattre quelques complications de la phthisie, les sueurs nocturnes, la diarrhée, la toux, etc.

Le traitement, tel que je viens de l'instituer contre la phthisie pulmonaire est de tout point applicable à la bronchite chronique, maladie qui couvre souvent des tubercules disséminés. — Maintenant je passe aux observations. Les trois premières se terminent par la mort. Celles qui suivent ont une heureuse terminaison, la sixième exceptée.

PREMIÈRE OBSERVATION.

Mains hyppocratiques; cavernes pulmonaires. — Traitement suivi d'amélioration. Indocilité du malade; recrudescence des symptômes, anasarque. — Mort.

Debris, 49 ans, tempérament lymphatico-bilieux, à peau blanche et fine, non recouverte de poils, d'une bonne santé dans sa jeunesse, a servi onze ans en Afrique. Il s'est enrhumé dans le courant du printemps 1872. Depuis il souffre dans les deux côtés de la poitrine et sa toux a augmenté chaque jour. Le 29 décembre 1872, je le visite pour la première fois, et voici les symptômes qu'il présente à mon observation :

Pâleur extrême, grande maigreur et grande faiblesse; coucher en supination, oppression, toux incessante, crachats abondants contenant un sang rutilant; craquements derrière les épaules pendant la respiration, timbre métallique derrière l'épaule droite, timbre métallique derrière l'épaule et sous l'aisselle à gauche. Dans ces derniers points, bruits de souffle fatigant l'oreille et pectoriloquie voilée.

Douleur de tête, sommeil court et agité, appétit nul, vomissements, soif ardente, langue rouge, diarrhée, garde-robes fétides, urines rouges, sédimenteuses, rendues avec douleur, mains hyppocratiques, peau brûlante; pouls à 110 pulsations. — Debris est indigent; il est aussi d'un caractère fâcheux et on l'évite. Jusqu'à ce moment il n'a pas reçu de secours médical.

Traitement : diète sévère, tisanes et sirops pectoraux. Immédiatement j'en procure à Debris; puis, je vais à la recherche de feuilles de chou, et je lui en recouvre la poitrine, le dos et le sommet des épaules.

Le soir, seconde visite à Debris. Son linge est mouillé sur plusieurs points par une sérosité dont sont inondées les feuilles que j'enlève. J'essuie le malade et je le recouvre de nouvelles feuilles; je le laisse ensuite avec sa tisane et son sirop. — La nuit suivante est bien moins mauvaise que les précédentes. Debris a quelques instants d'un sommeil tranquille.

Ce traitement est continué les 30, 31 décembre et 1er janvier 1873. Les mêmes effets se produisent sous les feuilles avec une amélioration croissante. — Le 2 janvier, Debris dort, tousse peu et n'expec tore plus de sang; les vomissements et la diarrhée ont cessé, les urines moins rouges sont rendues sans douleur; l'appétit et les forces reviennent; Debris peut se lever et faire quelques pas dans sa chambre.

Les jours précédents, la sécrétion, dans les feuilles, d'une sérosité tenue, abondante, est aujourd'hui 2 janvier rare et dense. Elle causé de vives démangeaisons à Debris qui, se grattant, amasse force ordure. Il en accuse les feuilles et prétend qu'elles le salissent. L'application en est continuée, cependant; on continue aussi les tisanes et les sirops pectoraux. Dans cette journée du 2, Debris prend plusieurs tasses de bouillons de viande, de lait. Le 3 il prend des potages de fécule, préparés avec les mêmes bouillons. Le 4, on lui sert aussi un peu de la viande qui a servi à les préparer.

Le 5, Debris peut faire un tour de promenade. Les jours suivants il répète le même exercice, quand le temps le permet. Le 9, je le conduis à l'hospice où il prend un petit repos. Il s'y rend les jours suivants. Et d'ailleurs on apporte à ce malade, auparavant délaissé, force provisions. Il y trouve un danger. En effet, pouvant se livrer à son appétit, il a souvent des indigestions qui sont aussitôt suivies d'une augmentation dans la toux, l'expectoration et l'oppression. Deux jours d'un régime sévère le remettent chaque fois en assez bon état. Ces alternatives s'étant succédé pendant la dernière quinzaine de janvier, tout le mois de février et les premiers jours de mars, je pressai Debris, espérant qu'il y serait mieux réglé, mieux surveillé, plus soumis, d'entrer à l'hospice de Romans, ce qu'il fait le 11 mars, malgré ses répugnances.

Mais mes espérances ne se réalisent pas. A l'hospice, Debris se conduit à son gré; il refuse la feuille de chou, contente son appétit, et, s'il en manque fait effort pour prendre de la nourriture. Aussi va-t-il de mal en pis, toussant, crachant énormément , son oppres sion redoublant et l'empêchant bientôt de se mettre au lit. Enfin. ses membres inférieurs s'œdématient et Debris succombe comme asphixié le 6 août 1873.

Cette observation, bien qu'elle se termine par la mort du sujet, contient cependant de très utiles leçons. D'abord elle se rapporte à une phthisie des mieux caractérisées, mains hyppocratiques, toux incessante, expectoration abondante , contenant un sang rutilant, craquements, timbre métallique de la voie, pectoriloquie voilée ; phthisie se compliquant encore de symptômes graves : pertes des forces, coucher en supination, langue rouge, vomissements, diarrhée, selles très fétides, urines sanglantes, d'une émission douloureuse ; affection enfin qui paraissait arrivée à son dernier terme.

Or cette maladie et ses complications, toutes si graves, combattues par les tisanes et les sirops pectoraux, par la diète et par des applications de feuilles de chou, s'améliorent rapidement. Après quelques heures de ce traitement, le malade tousse moins, il expectore moins de sang et dort mieux. Au 5e jour plus de vomissement, plus de diarrhée, les crachats sanglants ont cessé ; les forces reviennent avec l'appétit, les urines sont rendues sans douleur ; le malade peut se lever, se promener dans sa chambre, puis sortir. Cette amélioration a suivi un progrès continu jusqu'au jour où Debris s'est livré à tout son appétit.

L'ensemble du traitement auquel ce malade a été soumis, eut d'abord un merveilleux succès. Mais auquel des agents qui le composaient, doit-on attribuer le rôle principal dans le résultat obtenu ? Aux tisanes, aux sirops pectoraux ? Nullement, mais bien à la feuille de chou. L'action s'en est montrée les premiers jours, par la sécrétion d'une sérosité ténue et abondante ; ensuite par la sécrétion d'une matière plus dense, pouvant être recueillie et faisant croire au malade que les feuilles de chou le couvraient d'ordures.

Le crucifère, la première fois que je m'en servais en application sur la poitrine d'un tuberculeux, a vraiment dépassé mon attente ; il a activé, d'une manière étonnante, les fonctions cutanées, et placé le malade dans la condition où la nature médiatrice aurait opéré la guérison de Debris si ce malade avait été plus docile et si son affection avait été moins grave et moins avancée.

Une grande part de l'amélioration qu'obtint Debris, revient au régime dont l'importance dans le traitement de la phthisie pulmonaire est ici mise en pleine lumière. En voici la loi absolue : Obtenir de bonnes digestions. Pour y atteindre, il faut d'abord restituer à l'estomac son état physiologique, et pour cela combattre, détruire l'affection dont il est atteint, puis rechercher qu'elles sont ses habitudes et ses préférences, les prendre pour guide et ne pas oublier que la nature des aliments, qu'ils soient gras ou maigres, mérite une attention bien secondaire. J'insiste sur ces différents points, bien qu'ils aient été traités déjà à propos du régime.

J'ajoute encore, je crois ne pouvoir le répéter jamais assez, les digestions imparfaites fournissent à la grande circulation des principes non assimilables, des principes excrémentitiels qui, devant être éliminés, seront, chez le tuberculeux, dirigés en grande partie sur le poumon où ils seront sécrétés au profit des tubercules ou des cavernes pulmonaires.

Debris avait l'estomac irrité; sa langue était très rouge et il vomissait ses aliments. Je le mis d'abord à une diète très sévère, puis à des bouillons légers. Vinrent ensuite les potages et bientôt après une nourriture plus substantielle. Tout alla bien tant que Debris fut docile et sobre, mais dès qu'il voulut satisfaire son appétit, il eut de fréquentes indigestions qui aggravèrent son état et hâtèrent sa fin. Elles m'ôtèrent bien vite mes espérances dans une guérison que m'avait fait concevoir l'heureux début du traitement.

DEUXIÈME OBSERVATION.

Cavernes au sommet des deux poumons, matité dans tout le côté gauche de la poitrine, excepté au sommet. — Amélioration, refroidissement, bronchite aiguë. — Mort.

Marie-Thérèse Alétru, femme Bourgeat, fortement constituée, avait joui d'une bonne santé jusqu'à sa 17e année, en 1868. Un jour d'hiver de cette même année, Marie-Thérèse se refroidit profondément, eut, quelques heures après, une abondante hémopthisie qui fut suivie de crachements de sang pendant huit jours. Nouvelle hémopthisie en 1871, puis crachements de sang à chaque époque. En janvier 1872, Thérèse prit, dit-elle, une bronchite qui fut traitée par la méthode homéopathique. Pendant le cours de cette maladie survint une pneumonie, côté gauche, qui fut traitée par la même méthode. Après cinq mois de ce traitement, la malade dont l'état allait s'aggravant, se traita à sa guise pendant un mois, puis s'adressa à un second médecin qui lui conseilla l'huile de foie de morue et des préparations ferrugineuses, et lui cautérisa le côté gauche avec la teinture d'iode. Après deux mois de ce traitement, la malade eut recours à un troisième médecin, qui ne croyant pas à l'utilité d'un traitement interne, conseilla seulement un régime fortifiant, (bœuf, mouton, bon vin) et des applications sur la poitrine de vésicatoires volants. La malade ayant confiance dans les vésicatoires se les a fait appliquer largement. Elle tient le 11°, aujourd'hui 9 janvier 1874, jour où je la visite pour la première fois. Voici son état :

22 ans, maigreur extrême, pâleur bleuâtre de la peau et des muqueuses, sommeil court, rêves effrayants, toux incessante, provoquant le vomissement, crachats muqueux, gélatineux, ayant à leur centre un point jaunâtre, douleur au larynx, oppression, menace de suffocation.

A droite, respiration puérile dans les lobes inférieures du poumon, pectoriloquie sous la clavicule et sous l'acromion, douleurs lancinantes dans ces derniers points.

A gauche, matité dans tout le côté, excepté au sommet, respiration obscure avec un craquement lointain, pectoriloquie sous la clavicule.

Appétit nul, langue blanchâtre à pointillée grisâtre, coliques, diarrhée, urines rares et rouges, sédimenteuses, rendues avec douleur, pouls filiforme, d'une extrême fréquence, température au-dessous du degré normal, frisson au plus léger mouvement, douleur dans l'articulation coxal gauche.

Traitement : Tisanes et sirops pectoraux ; application de feuilles de chou sur toute l'étendue de la poitrine, devant, derrière ; diète. Emplâtre térébenthiné sur l'articulation coxale gauche. Ce traitement sans y rien changer, est continué le 10, le 11 et le 12 janvier.

Dès les premiers moments de leur application il se produit, sous les feuilles, une abondante sécrétion qui est purulente sur le vésicatoire et séreuse au-delà des limites de cet exutoire. Cette sérosité s'écoule au loin, détrempe le linge de la malade, le tache en brun et le gomme.

La 13 Thérèse est mieux, elle tousse moins, et ne vomit plus. Son pouls s'est bien ralenti, sa chaleur est normal ; son teint cyanosé s'efface, on donne des bouillons très légers de viande, de lait. Le 14 et le 15 on ajoute de la fécule à ces bouillons que l'on prépare d'avantage nourrissant.

Le 16 nouvelle amélioration. Thérèse tousse très peu, la diarrhée a diminué et les urines sont rendues sans douleurs. Son teint s'anime, ses muqueuses sont rosées. Elle a pris assez de force pour se lever pendant qu'on fait son lit, et sans sa coxalgie elle pourrait rester levée plusieurs heures.

Traitement : Application de feuilles de chou sur la poitrine et autour du cou. On augmente la proportion de fécule dans les bouillons et l'on sert à la malade la viande qui a servi à les préparer et qu'elle mange sans pain.

Jusqu'au 28 janvier l'état de Thérèse s'est progressivement amélioré. Ses forces ont augmenté ; elle a repris le sommeil et l'appétit. Elle tousse et crache peu. Les douleurs du larynx et du sommet droit ont cessé ; plus de menace de suffocation. La malade respire librement ; elle parle et chante sans fatigue. Les espaces où s'étendait la pectoriloquie sont restreints et circonscrits au sommet des deux poumons. La matité du côté gauche a disparu. La malade le reconnaît, car tandis que je la percute, mes deux côtés sonnent de même, s'écrie-t-elle. La diarrhée a cessé, les urines sont rendues sans douleurs. Le pouls est à 90 pulsations, (il était au début du traitement à plus de 150).

La sécrétion, sous les feuilles, a eu jusqu'ici la même abondance et les mêmes caractères, et la poitrine, en dehors du vésicatoire, s'est couverte de vésicules miliaires.

Ce même jour, 28 janvier, Thérèse qui est indigente, veut annoncer à une bienfaitrice, alors à Grenoble, sa joie d'aller aussi bien et son espérance d'une guérison complète et prochaine. Pour y voir à écrire dans une chambre dont le feu va s'éteindre, elle ouvre un volet fermant une fenêtre non vitrée, elle se refroidit profondément, prend une bronchite sur-aiguë dont elle meurt le 6 février suivant.

Cette observation, comme la précédente se termine par la mort, et, comme la précédente, elle montre l'utilité, je dirais volontiers, l'efficacité du traitement que j'ai institué contre la phthisie pulmonaire. Mais Marie-Thérèse aurait-elle, sans ce malencontreux refroidissement, recouvré la santé ? La malade et ceux qui l'entouraient, témoins d'une amélioration aussi inespérée, y croyaient.

Quoi qu'il en soit, on constate, dans cette observation, l'action puissante de la feuille de chou. Elle s'y révèle en provoquant une abondante suppuration à la surface du vésicatoire, et une abondante sécrétion de sérosité sur d'autres points. Suppuration et sécrétion entraînant au dehors des principes excrémentitiels qui, sécrétés dans les poumons en auraient accru les tubercules ou agrandi les cavernes.

Cette observation met encore en évidence l'à-propos de la diète, existerait-il un état d'anémie et de faiblesse extrêmes, quand la phthisie se complique d'une irritation de la muqueuse gastrique. Cette complication existait chez Thérèse dont la langue très pâle présentait néanmoins un pointillé grisâtre, signe certain, d'après mes observations, d'une sub-irritation de l'estomac. Quelques jours de diète ayant suffi pour rendre à cette organe ses fonctions digestives, on put alimenter la malade peu à peu et avec de grandes précautions.

Tout annonçait que les digestions étant parfaites, laissaient à la dépuration cutanée qu'excitait la feuille de chou, des principes rares et insuffisants à son activité, et que pour y satisfaire appel était fait à l'absorption de ceux qui constituaient les tubercules et l'engorgement du poumon gauche. Appel était encore fait aux principes qui, sécrétés dans les cavernes pulmonaires, en augmentaient l'étendue ou l'entretenaient, et les parois de ces cavernes cessant de remplir une fonction désorganisatrice, se couvraient de bourgeons charnus qui en diminuaient d'autant leur capacité. Cette diminution, je l'ai constatée par la percussion et par l'auscultation.

L'utilité du traitement auquel j'ai donné le nom plus ou moins exact de traitement hygiénique, ressort manifestement dans l'observation précédente. Observa-t-on jamais une amélioration aussi prompte, aussi marquée chez un malade présentant des symptômes d'une gravité aussi exceptionnelle ? Extrême fréquence du pouls, respiration insuffisante, menace d'asphyxie, cyanose, température au-dessous du degré normal, cavernes au sommet des deux poumons, hépatisation du poumon gauche; vomissements, diarrhée etc. Symptômes en présence desquels je me suis demandé d'abord comment Marie-Thérèse pourrait vivre un jour de plus? Et cependant après une ou deux semaines d'un traitement remarquable par sa simplicité puisqu'il se composait d'un vésicatoire, de feuilles de chou, de tisane et de sirop pectoral, de quelques jours de diète et d'un régime sévère, le pouls se ralentit dans de surprenantes proportions, l'engorgement du poumon gauche se résout, les cavernes pulmonaires se rétrécissent, la toux devient rare et la respiration libre, la malade peut parler et chanter sans fatigue, elle reprend des forces et l'appétit, enfin elle a le sentiment d'une guérison possible et prochaine.

TROISIÈME OBSERVATION.

Dyspepsie : Engorgement du poumon droit, tubercules, hémoptysie. — Traitement hygiénique. — Amélioration, rechute et mort.

M. Brottin, 24 ans, élève du grand séminaire dont je suis médecin, se faisait traiter par celui de sa famille. En 1870 il était atteint de dyspepsie. En juillet 1872 M. Brottin, toujours dyspeptique, commença à tousser et à souffrir dans la poitrine. A l'auscultation et à la percussion je rencontrai, au-dessus de l'épaule droite, de la matité, du bruit métallique et des craquements. Cependant je ne donnai pas de conseil, les vacances allaient s'ouvrir et je prévoyais que, rentré dans sa famille, M. Brottin suivrait avant tout, ceux de son médecin.

En octobre 1872, après trois mois de vacances et trois mois de traitement, il rentra au grand séminaire, son état ne s'étant point amélioré. Cependant il persista à suivre le traitement qui lui avait été conseillé chez ses parents. En février 1873, il eut une hémoptysie. A la fin de juin suivant, M. Brottin devait recevoir la prêtrise, mais avant de l'admettre ses supérieurs exigèrent que son médecin certifiât de son bon état de santé. Le témoignage présenté fut trouvé insuffisant et M. Brottin fut ajourné. Ce contre-temps nous mit en bons termes et mes conseils furent réclamés. Voici ceux que je donnai :

Pendant quelques jours, jusqu'aux vacances, application de feuilles de chou sur la poitrine. Pendant les vacances, application de feuilles la nuit ; le jour, travail manuel jusqu'à transpirer, puis changer de linge. M. Brottin me fit observer que le travail manuel lui serait facile, ses parents possédant un jardin clos par un mur où il pourrait bêcher à l'abri de tout regard.

M. Brottin rentra dans sa famille les premiers jours de juillet, tomba malade aussitôt d'une fièvre gastrite qui, traitée par la diète et les délayants, mit trois semaines à guérir ; sa dyspepsie guérit en même temps. Après une courte convalescence, il put travailler au jardin et transpirer. Il avait soin de changer de linge, et la nuit il s'appliquait des feuilles de chou.

A sa rentrée au grand séminaire, en octobre 1873, M. Brottin parut transformé. Il avait le teint et les allures de la santé En moins de deux mois, il avait pris huit kilos en poids. Ils ne toussait plus et les signes stéloscopiques étaient presque nuls. Aussi, à la fin de décembre suivant, fut-il admis à la prêtrise sans hésitation, puis envoyé vicaire dans une paroisse rurale très étendue.

Deux ans après on est venu me prier d'assister aux funérailles de M. Brottin. J'appris alors, et au même moment, que M. Brottin était rentré malade dans sa famille, qu'il y avait été traité par les hyppophosphites et finalement qu'il était mort.

Ce troisième cas dont la mort est encore le dernier terme, contient aussi de précieuses leçons. Ici, la dyspepsie a précédé et causé probablement l'affection tuberculeuse. Dès lors, pour guérir cette dernière, il fallait premièrement en guérir la cause, la dyspepsie. Une fièvre de trois septennaire, traitée par la diète et les délayants, rendit cet office. Guéri de cette maladie, M. Brottin put, après quelques jours de convalescence, se livrer au travail du jardin et transpirer.

La nuit il s'appliquait des feuilles de chou. En deux mois de ce régime il répare les pertes que sa fièvre lui avait causées et gagne en poids huit kilos. Bientôt il est ordonné prêtre, puis envoyé dans un vicariat pénible, et deux ans après il mourrait. Voici comment j'explique ce dénoument :

M. Brottin, vicaire dans une paroisse rurale très étendue, a dû faire des courses longues, nombreuses, souvent pressantes ; il aura transpiré, n'aura pas changé de linge, se sera refroidi ; et voilà comment de nouveaux tubercules se seront formés, ou comment d'anciens tubercules en voie d'absorption auront repris un nouvel accroissement. Enfin, M. Brottin aura cessé de suivre les voies (application de feuilles de chou, exercices musculaires, transpirations et changements de linge) qui l'avaient conduit à une amélioration inespérée, et cet oubli, il l'aura payé de sa vie.

QUATRIÈME OBSERVATION.

Anémie et gastralgie : Matité du son, respiration obscure, craquements sur plusieurs points de la poitrine; timbre métallique. — Traitement hygiénique. — Guérison.

M. Froment, 20 ans, tempérament lymphatique, d'une grande pâleur, sujet aux crysipèles de la face, sera bientôt déclaré impropre au service militaire. Longtemps avant son entrée au grand séminaire, en octobre 1869, il avait été, sans grand succès, traité pour anémie et gastralgie, par les préparations de fer et de quinquina. Ce traitement est continué.

En mai 1870 M. Froment vint me consulter. Il se plaignait de malaises, de douleurs dans la poitrine, d'oppression et d'une toux fréquente. Je l'examinai. Il me présenta, à la percussion de la matité derrière chaque épaule et particulièrement à droite, et, à l'auscultation, une respiration faible accompagnée de craquements et le timbre métallique de la voix dans les mêmes points. M. Froment était tuberculeux. En voici le traitement :

Application de feuilles de chou sur la poitrine; huile de foie de morue; le matin, une tasse de lichen d'Islande coupée de lait. Les jours de congé, au retour de la promenade, presser le pas afin de transpirer et changer de linge en arrivant. Ce traitement, moins les préparations de fer et de quinquina qui sont bientôt suspendues, est exactement suivi jusqu'en juillet 1870. Partant alors pour les vacances, M. Froment emporte cette recommandation expresse : s'exercer chaque jour jusqu'à transpirer, changer de linge, et la nuit s'appliquer des feuilles de chou.

En octobre suivant il rentra au grand séminaire son état s'étant bien amélioré. Depuis lors, soit dans cet établissement jusqu'à la fin de ses études théologiques, en juillet 1873, soit chez ses parents pendant les vacances, soit au petit séminaire de Valence, où il a été professeur plusieurs années, M. Froment a toujours usé des mêmes procédés. Aujourd'hui juillet 1878, il est vicaire à Die et jouit d'une parfaite santé.

Ce résultat n'était pas prévu par MM. les supérieurs du grand séminaire ; ils m'avaient exprimé leur crainte au sujet du jeune malade, ils en désespéraient.

Son traitement se composait donc de plusieurs moyens ; ont-ils eu tous une égale part à sa guérison ? je ne le crois pas. Elle est faible la part qui revient à l'huile de foie de morue et au lichen d'Islande dont, d'ailleurs, il avait suspendu l'emploi dès 1870 ; tandis que l'exercice musculaire et l'application des feuilles de chou pourraient à juste titre, revendiquer la totalité du succès.

Il est à remarquer que la gastralgie a précédé, chez M. Froment, l'apparition des tubercules, et qu'il a guéri de la première affection quand déjà depuis longtemps il avait cessé l'usage des préparations de fer et de quinquina.

Notons encore que le régime de M. Froment était, au grand séminaire, celui de la communauté, et dans sa famille, pendant les vacances, celui des habitants des campagnes, quand ils sont éloignés de tout centre d'approvisionnement : ils ont rarement de la viande de boucherie.

CINQUIÈME OBSERVATION.

Douleur au côté droit, timbre métallique de la voix, tubercules. — Traitement par la transpiration à l'aide de l'exercice musculaire. — Guérison.

M. Rappelin, 24 ans, fortement constitué, ayant commencé tard ses études, a dû, pour gagner le temps perdu, beaucoup travailler. Il se plaint, le 25 janvier 1871 de douleurs vagues dans la poitrine et de perte d'appétit. Les signes stétoscopiques ne sont point appréciables.

Traitement : Infusions de fleurs pectorales coupées de lait ; régime tenu et féculent. Après quelques jours de ce traitement, M. Rappelin reprend la vie commune, bien qu'il ne soit pas complètement guéri et que ses digestions soient toujours laborieuses.

Le 11 juillet de la même année, M. Rappelin m'accuse des douleurs derrière l'épaule droite. J'y perçois, à l'aide de l'auscultation, le timbre métallique au niveau de la fosse sous-épineuse et sous l'aisselle du même côté. M. Rappelin vient de subir un refroidissement dont il est encore tout courbaturé. Il va partir pour les vacances.

Traitement : Pour combattre un refroidissement qui est récent, M. Rappelin, arrivé dans sa famille, transpirera à l'aide de couvertures et d'infusions de fleurs de tilleul ou de sureau; ensuite, chaque jour, il se livrera à un exercice musculaire de son choix, exercice assez violent pour provoquer la transpiration, puis il changera de linge.

Le 1er octobre suivant, M. Rappelin rentre au grand séminaire. Ses douleurs derrière l'épaule droite ont disparu. Le timbre métallique me paraît bien douteux dans les points où, trois mois auparavant, je l'avais trouvé manifeste. M. Rappelin a bon appétit et ses digestions sont excellentes. Pendant le séjour qu'il fit encore au grand séminaire, jusqu'en juillet 1873, il eut bien encore quelques digestions laborieuses; quant aux signes stétoscopiques, ils avaient complétement disparu. Depuis, M. Rappelin a exercé les fonctions de vicaire au Grand-Serre, paroisse étendue, montueuse et d'un climat rigoureux, et jusqu'à ce jour, novembre 1877, il s'est très bien porté.

Ici encore, une affection gastrique précède celle de la poitrine; nous en aurons d'autres exemples. Il n'est pas dit, dans mes notes, que M. Rappelin ait fait usage de feuilles de chou. Dès lors, l'exercice musculaire et la transpiration ont seuls fait les frais de cette cure.

SIXIÈME OBSERVATION.

Douleur de côté, toux fréquente, oppression. — Mort.

Le 6 janvier 1871, M. Viel aîné se plaignit d'une douleur au côté gauche qui céda, en partie, à des applications de briques chaudes sur le point douloureux, puis à un emplâtre émétisé. ·

Le 19 février suivant, M. Viel se plaignant de nouveau de son côté gauche, je l'auscultai. Les signes stétoscopiques me parurent douteux. Cependant M. Viel fut mis à l'usage de l'huile de foie de morue et de boissons pectorales. En mars, il prit un rhume violent. Ausculté, il me présenta, à gauche, une respiration avec craquements, et le timbre métallique de la voix. — Même traitement.

En avril, M. Viel eut une névralgie faciale du côté gauche. Il en fut soulagé par la solution de cyanure de potassium; puis guéri par des frictions avec un mélange de chloroforme, de laudanum et d'huile d'olives. Ces douleurs névralgiques le laissèrent dans un grand état de faiblesse. Il continuait de tousser et de souffrir dans le côté gauche, et faisait toujours usage de l'huile de foie de morue. En juin 1871, le timbre métallique était manifeste derrière chaque épaule. Il alla en vacances en juillet suivant et ne revint plus au grand séminaire; il succomba à la phthisie pulmonaire dans le courant de l'année 1872.

Cette observation ne devrait pas trouver place ici, puisque le malade, qui en est le sujet, n'a pas été traité par des moyens hygiéniques; mais elle servira à faire contraste avec l'observation suivante appartenant à M. Viel (cadet), qui a été soumis, lui, au traitement hygiénique avec un plein succès.

SEPTIÈME OBSERVATION.

Anémie : douleur dans la poitrine et gêne dans la respiration, toux fréquente, timbre métallique derrière l'épaule gauche. — Traitement par l'exercice musculaire et la feuille de chou. — Guérison.

M. Viel, frère cadet du précédent, 21 ans, fluet, d'une grande pâleur, très faible, pusillanime, commença, en mai 1875, à souffrir dans la poitrine, à être gêné dans la respiration et à tousser fréquemment. Il présentait à l'auscultation du timbre métallique derrière l'épaule gauche. Pour son traitement, je lui conseillai de s'appliquer des feuilles de chou sur la poitrine, la nuit seulement, jusqu'au commencement de juillet, époque des vacances, et au moment de leur ouverture, je rassurai de mon mieux ce jeune malade, je lui affirmai qu'il ne partagerait pas le sort de son aîné (ce qu'il redoutait beaucoup), à la condition qu'il transpirerait par l'exercice musculaire et changerait de linge, et qu'il s'appliquerait, la nuit, des feuilles de chou sur la poitrine.

M. Viel partit bien résolu d'utiliser ces moyens. Et, en effet, presque chaque jour il travaillait, transpirait, changeait de linge et s'appliquait des feuilles de chou. Il est rentré au grand séminaire, en octobre 1875, ayant acquis beaucoup de fraîcheur et d'embonpoint, le timbre métallique paraissant bien douteux. Depuis, à chaque vacance, M. Viel use des mêmes moyens, toujours avec grand profit, et aujourd'hui, juillet 1878, il est vraiment un jeune homme magnifique.

Ces deux observations prises à des dates bien éloignées l'une de l'autre méritaient de se suivre; elles appartiennent à deux frères, elles se rapportent à la même maladie, mais elle diffèrent par le traitement et par son issue.

Lors de la maladie de M. Viel aîné, mon traitement de la phthisie pulmonaire par l'exercice avec transpiration et changement de linge, et par des applications de feuilles de chou sur la poitrine, était peu connu, mal apprécié, et les élèves du grand séminaire refusaient généralement de s'y soumettre; M. Viel partageait ces sentiments; aussi lui conseillai-je l'huile de foie de morue, remède en qui il avait confiance. J'ignore quel traitement il a suivi dans sa famille pendant les six ou huit derniers mois de sa vie.

Son jeune frère, venu dans un temps où le traitement était mieux apprécié, l'a accepté et l'a suivi généreusement. Convaincu qu'il lui doit la vie et la santé, il continue à s'en servir.

HUITIÈME OBSERVATION.

Gastralgie, toux, oppression, signes de tubercules dans le poumon droit. — Traitement hygiénique. — Guérison.

M. l'abbé Plaindoux, 24 ans, tempérament lymphatique, se plaignit, en novembre 1871, de douleurs d'estomac et de difficultés dans les digestions. Ces symptômes cédèrent au régime. En décembre suivant, M. Plaindoux contracta un violent rhume qui était combattu par des tisanes pectorales et, chaque soir, par une infusion de pavot, quand, dans le courant de janvier 1872, survint de la difficulté dans la respiration. La poitrine m'offrit à la percussion de la matité derrière l'épaule droite et, dans le même point, le timbre métallique à l'auscultation.

Traitement : application d'un emplâtre émétisé entre les épaules application de feuilles de chou sur la poitrine, tisane pectorale. —

Les jours de congé, revenir de la promenade d'un pas accéléré afin de transpirer, puis changer de linge.

Tel a été le traitement qu'a suivi M. Plaindoux depuis lors jusqu'à sa sortie du grand séminaire, en juin 1872, et qu'il a suivi plus tard. Il est à remarquer que nous avions, en mai et juin 1872, au jardin du grand séminaire, des choux splendides; une seule feuille était plus que suffisante pour recouvrir la poitrine et l'abdomen de celui qui s'en servait. Sous ces feuilles, il se produisait, chez M. Plaindoux, une sécrétion séreuse fort abondante. Quand il quitta le grand séminaire, ayant été ordonné prêtre, son état s'était déjà bien amélioré.

Deux ans après je l'ai revu et je l'ai trouvé très bien portant. Il avait continué et il continue ces pratiques qui lui ont si bien réussi. Il est toujours dans son premier vicariat, Anneron, paroisse très étendue. Il y fait volontiers les plus longues courses; il transpire et change de linge. J'ai appris, en 1877, qu'il allait de mieux en mieux. Je finis ici mes réflexions sur cette observation en faisant remarquer qu'une affection gastrique a précédé, chez M. Plaindoux, celle de la poitrine.

NEUVIÈME OBSERVATION.

Toux, incessante oppression, craquements, tintement métallique, transpiration très abondante chaque matin. — Traitement par l'exercice musculaire et la transpiration. — Guérison.

Frère Xavier, des écoles chrétiennes, 21 ans, tempérament lymphatique, est entré à l'Institut à l'âge de 15 ans. A 17 ans, il fut atteint d'une péripneumonie dont il a parfaitement guéri. En mai 1873, il prit un rhume qu'il a traité par des boissons pectorales, par le sirop diacode à la dose de 20 grammes chaque soir. — Voici quel est son état le 7 juin suivant :

Toux incessante, la nuit surtout, oppression pendant la marche, transpiration abondante chaque matin. L'auscultation fait entendre de nombreux craquements au sommet du poumon droit et derrière l'épaule du même côté, et quelques craquements derrière l'épaule gauche. Les organes de la digestion sont en bon état.

Traitement : Tisane pectorale; exercice musculaire devant amener la transpiration, changer de linge ensuite ; régime de la communauté.

D'abord le frère Xavier scie et fend du bois à brûler, puis, ayant pris des ampoules aux mains, il fait des courses d'un pas accéléré, transpire et change de linge. Par suite de ce traitement, le frère Xavier tousse de moins en moins ; il dort bientôt toute la nuit et cesse de transpirer le matin ; ses forces lui reviennent et sa figure se colore. C'est dans un état fort satisfaisant, le traitement n'ayant pas duré deux mois, que le frère Xaxier se rend à Lyon, le 24 juillet 1873. De là, il est envoyé à St.-Péray, chez ses parents qui sont vignerons, il y travaille avec eux, transpire, change de linge et guérit parfaitement. On m'a affirmé qu'il était un des mieux portants de l'Institut.

Le frère Xavier me causa, dès mon premier examen, les plus sérieuses inquiétudes. Je lui affirmai, cependant, que sa guérison était facile ; qu'elle dépendait de l'exactitude qu'il mettrait à suivre mes conseils. Je lui inspirai une confiance que je n'avais pas. Il fut courageux ; il se mit résolument à travailler, quand beaucoup d'autres, bien moins malades que lui, s'y seraient refusés sous prétexte de souffrance et de faiblesse ; et il a guéri. Sa maladie était si grave que je croyais qu'elle mettrait mon traitement de la phthisie pulmonaire à une épreuve dont il sortirait vaincu. Or, l'exercice musculaire seul a fait les frais de cette guérison.

DIXIÈME OBSERVATION.

Grand amaigrissement, toux fréquente, hémoptysie répétée, craquements et timbre métallique derrière chaque épaule. — Traitement par l'exercice, la transpiration, l'application des feuilles de choux et la tisane pectorale. — Guérison.

Frère Allecq, Pierre, m'est présenté le 17 mai 1875, par le frère Remi, directeur de l'Ecole des frères de la doctrine chrétienne de Romans.

Ce frère a 38 ans ; il enseignait à Marseille, d'où, pour cause de maladie, il a été envoyé chez ses parents pour changer d'air. — Il est très pâle et très amaigri, il tousse fréquemment. Il a eu plusieurs hémoptysies les premières semaines du mois courant. Ses crachats, maintenant, sont très abondants et purement muqueux. A l'auscultation, je perçois des craquements et le timbre métallique de la voix, derrière chaque épaule.

Traitement : Tisane pectorale; régime doux; application de feuilles de chou sur la poitrine; travailler jusqu'à la transpiration et changer de linge.

Un mois après, le 18 juin, je revois le malade. Il commence par m'affirmer qu'il a ponctuellement suivi *mes ordonnances*, et je reconnais qu'il a subi une véritable transformation. Il a repris des couleurs et des chairs; et les signes stéthoscopiques ont beaucoup diminué. Je l'engage à suivre le même traitement, ce à quoi il paraît bien déterminé.

Ce religieux devait partir immédiatement de Romans, je ne sais pour quelle destination, puis revenir me voir quand il retournerait à Marseille. Cependant je ne l'ai pas revu depuis et je n'ai pas eu de ses nouvelles.

Malgré cette lacune, cette observation a de l'intérêt. Elle montre combien le traitement employé a été promptement utile. J'en étais ravi. J'en étais transporté. La maladie du frère Allecq était grave, en effet, et, j'en ai la conviction, c'est parce que l'on en craignait une fâcheuse issue qu'on l'envoyait de Marseille recevoir des soins dans sa famille. Le traitement qu'il a suivi était complet, pourrais-je dire; il comprenait, la nuit, l'application des feuilles et, le jour, le travail des champs et la transpiration, plus une tisane pectorale.

ONZIÈME OBSERVATION.

Pneumonie avec récidive : Gêne dans la respiration, craquements, timbre métallique, hémoptysie. — Guérison.

M⁰ᵉ Ag..., tempérament lymphatique, 28 ans, eut en avril 1875 une pneumonie, côté droit, qui céda, en dix jours, au kermès et à un large vésicatoire appliqué sur le côté malade. Elle était encore convalescente de cette maladie, quand elle fut atteinte d'une grippe pendant le cours de laquelle elle eut plusieurs mais légères hémoptysies.

En juin suivant, elle contracta une nouvelle pneumonie, toujours au côté droit. Traitée, comme la première, par le kermès, la tisane pectorale et un large vésicatoire, elle guérissait en dix jours. Le 8 juillet suivant, Mlle Ag... fêtait sa convalescence et prenait une indigestion. Le 10, elle a une autre hémoptysie; le même jour je la visite, et voici les symptômes qu'elle me présente :

Langue blanchâtre, peu d'appétit, toux rare. Au niveau de la fosse sous-épineuse, à droite, respiration avec craquements, timbre métallique au même point, craquements sur plusieurs points du côté gauche; peau chaude, un peu de fréquence dans le pouls.

Traitement : Tisane pectorale; application d'un emplâtre de thapsia au sommet de la poitrine; application de feuilles de chou; régime léger; se promener dans les appartements.

Le 13 juillet, la malade est moins faible; malgré sa répugnance, je la presse de se faire conduire à sa campagne, d'y travailler au jardin, de transpirer, de changer de linge, ensuite de se reposer au lit, de rentrer avant la chute du jour et de s'appliquer, la nuit, des feuilles de chou sur la poitrine.

La malade suit ces conseils le 13; puis, avec exactitude d'abord, avec moins de régularité ensuite, elle les met en pratique pendant trois mois. L'appétit et les forces lui reviennent rapidement; elle prend de la fraîcheur et de l'embonpoint. — Le 5 octobre, je l'ausculte et je trouve sa poitrine en bon état. — Dans le courant d'avril 1876, je l'ausculte de nouveau et sa poitrine ne me présente que des symptômes négatifs.

Le 10 juillet, après un sérieux examen, Mlle Ag... m'inspira les plus vives inquiétudes. Elles furent confirmées, le 13, par un nouvel examen, et pendant que je m'y livrais, mon traitement, pensais-je, sera soumis ici à une rude épreuve. J'hésitai un instant à le lui faire subir, je redoutais un échec. Mais bientôt ne me préoccupant que de l'intérêt de ma malade, je l'obligeai à sortir de son lit au même instant, et à aller au jardin travailler de ses mains, à l'ardeur du soleil, ratisser, sarcler, etc., le genre de travail important peu, pourvu qu'elle transpirât. Elle m'objectait sa faiblesse : « Vous transpirerez plus facilement, lui répondais-je; il le faut. » Elle se rendit enfin à mes raisons; on en connaît le résultat.

Dans cette observation, le traitement s'est composé de l'application d'un emplâtre de thapsia, de l'application de feuilles de chou qui produisirent leur effet habituel et de l'exercice musculaire jusqu'à la transpiration; le régime n'y compte pas.

DOUZIÈME OBSERVATION.

Bronchite tuberculeuse, pneumonie intercurrente et guérissant par le kermès, amélioration notable de la bronchite tuberculeuse portant à croire à sa guérison. — Traitement par l'exercice musculaire et par des applications de feuilles de chou.

Martel, Charles, a 8 ans. Il avait pris, étant en nourrice, un *eczema capitis* que des pommades siccatives firent disparaître; mais bientôt après se déclarèrent une ophtalmie palpébrale et une bronchite avec oppression. On fit un cautère à l'enfant et on le couvrit de flanelle. L'ophtalmie a cédé, mais la bronchite, l'oppression, une toux fréquente, des crachats abondants, épais, purulents, fétides persistaient; quand, le 13 octobre 1875, ce jeune malade prit des frissons, un point de côté, une grande fièvre, un redoublement dans la toux, puis quelques crachats rouillés. Sa mère lui administre des infusions théiformes et lui applique un vésicatoire sur le point douloureux.

Le 16 octobre, je visite Charles pour la première fois. Il a son cautère et porte sa flanelle. Je l'ausculte, et je perçois des râles à corde de basse au sommet des deux poumons; le même symptôme dans tout le côté droit; le râle crépitant derrière l'épaule et sous l'aisselle, à gauche; de la matité à la percussion dans le lobe inférieur du même côté. Toux très fréquente; crachats tantôt rouillés, tantôt sanglants; sommeil court, agité, avec œil entr'ouvert; peau brûlante, pouls fréquent.

Traitement : Tisane pectorale; potion kermétisée (25 centigrammes pour 24 heures); application de feuilles de chou sur le vésicatoire et sur toute la poitrine. Même traitement les jours suivants.

Le 20, une amélioration notable se dessine. Le sommeil est plus calme, plus long; l'enfant dort les yeux fermés; il tousse moins, ses crachats sont rarement rouillés, jamais sanglants. La matité du poumon gauche diminue, le râle crépitant baisse et se circonscrit. Mais les râles sonores au sommet des poumons continuent et l'on entend derrière l'épaule gauche du timbre métallique et de nombreux craquements.

Traitement : (La potion au kermès est supprimée.) Tisane pectorale; une cuillerée à café de sirop diacode chaque soir; dans la journée, quelques tasses d'un bouillon léger. Application de feuilles de chou sur la poitrine. — On ajoute, les jours suivants, des fécules aux bouillons; puis l'on donne des aliments légers.

Le 24, l'enfant peut se lever. Tout symptôme de pneumonie a disparu ; ceux de la bronchite, les râles à corde de basse ont diminué, mais le timbre métallique et les craquements derrière l'épaule et sous l'aisselle à gauche persistent et annoncent la présence de tubercules dans ces divers points. — Je conseille alors à la mère de Charles de persévérer dans l'application des feuilles de chou, d'engager son enfant, dès qu'il le pourra, de sauter à la corde jusqu'à transpirer, de lui faire changer de linge et de le mettre au lit.

Après six semaines de ces soins, scrupuleusement donnés, le 4 décembre, j'ausculte mon malade et je ne découvre sur toute la poitrine, ni râle sonore, ni timbre métallique, ni voix retentissante, mais seulement de rares craquements derrière l'épaule gauche. — Nouvel examen le 3 avril 1876. L'enfant a grandi, il se fortifie et prend des chairs. Il a bon appétit, dort la nuit entière sans tousser. Il tousse dans la journée, mais rarement. Ses crachats sont nummulaires, épais, blanchâtres. L'auscultation fait entendre, pendant les grandes inspirations seulement, de faibles râles sibilants et quelques râles crépitants à grosses bulbes sous l'aisselle gauche. Le timbre métallique, le retentissement de la voix ont disparu de cette région et de celle de derrière l'épaule du même côté. Aujourd'hui cet enfant va à l'école. Il met beaucoup d'entrain dans ses amusements avec ses camarades et, quand il transpire, il change de linge. Sa mère continue de lui appliquer des feuilles de chou et d'entretenir son cautère.

Ce cas encore me parut devoir mettre mon traitement à une grande épreuve, je redoutais vraiment un insuccès. En effet, tandis que la pneumonie, que les symtômes de cette affection (hépatisation du lobe inférieur du poumon gauche, râle crépitant) cédaient, apparaissaient de plus en plus manifestes les symptômes d'une tuberculisation déjà avancée, des craquements, le timbre métallique, un retentissement de la voix faisant craindre la présence d'une caverne profonde. Cinq mois de traitement les font disparaître. C'était inespéré !

Ce cas, en même temps, montre à quel danger expose la rétrocession d'un exanthème. Un enfant, en nourrice, prend un *eczema capitis*; on le traite par un onguent siccatif. La maladie disparaît et aussitôt l'enfant est atteint d'une ophtalmie et d'une bronchite. Pour combattre ces affections, on couvre de flanelle un enfant d'un an et on lui applique un cautère. Cette conduite montre bien quelle était la gravité du mal. L'ophtalmie cède, mais la bronchite résiste; elle résiste à bien d'autres traitements; bien plus, elle se complique de tubercules, pour céder ensuite à l'exercice musculaire et à l'application de feuilles de chou. La feuille, c'était le moyen souverain, car elle a de l'affinité pour toute humeur viciée et spécialement pour celle qui produit l'*eczema*.

Voici trois observations sommaires qui ont leur prix :

Le R. P. Trouillier, environ 35 ans, d'une taille élevée, mince, d'une santé délicate, était, pendant les mois de mars, avril, mai, juin, juillet 1876, sans appétit, avait une tussicule fréquente avec expectoration de mucosités; il était sans forces, maigrissait et inspirait de grandes inquiétudes. A l'auscultation, que j'ai répétée plusieurs fois, il m'a présenté, au-dessous de l'épaule droite, un râle crépitant à grosses bulles et le timbre métallique dans tout le lobe inférieur du poumon gauche. — Il s'appliqua d'abord une emplâtre de thapsia et des feuilles de chou; puis il se rendit à la Louvesque, dans l'Ardèche, et, pendant les mois d'août et de septembre, fit de fréquentes et longues promenades dans des forêts de sapins. En octobre suivant, le R. P. Trouillier rentra au grand séminaire de Romans, son état s'étant bien amélioré, et a pu, ce qu'on n'espérait guère, continuer son cours. — En automne 1878, ses symptômes stétoscopiques avaient entièrement disparu. Le R. P. attribue ce succès, qui sera bientôt, tout le fait espérer, une guérison complète, à ses promenades dans les forêts de sapins et à l'air imprégné de vapeurs balsamiques qu'on y respire.

M. Ducros, 24 ans, fort, bien constitué, a perdu, de la phthisie pulmonaire, un frère et une sœur, ses aînés. En 1876, il perdit en grande partie ses forces et son appétit; il souffrait dans la poitrine, à droite surtout; il toussait beaucoup, crachait des mucosités et était essouflé. A l'auscultation, respiration faible et timbre métallique au-dessous de l'épaule droite et sous l'aisselle.

Voici le traitement qu'il a suivi : Application de thapsia et de feuilles de chou sur la poitrine, tout l'exercice que lui permettaient ses forces et la vie du grand séminaire, et, pendant les vacances, autant d'exercices que ses forces lui en permettaient, transpiration et changer de linge.

A sa rentrée au grand séminaire, en octobre 1877, il toussait fort peu, il avait repris ses forces et son appétit. Mais le timbre métallique de la voix persistait. Pendant les vacances de 1878, M. Ducros a pris beaucoup d'exercice, a fait, chaque jour, de longues courses et a transpiré. — En octobre 1878, M. Ducros ne tousse plus; sa poitrine respire largement, il n'en souffre pas, et cependant le timbre métallique n'a pas cédé.

M. Ducros présente le timbre métallique et ne tousse pas! Son poumon droit contient des tubercules et il ne tousse pas! Mais peut-on avoir des tubercules et ne pas tousser? Evidemment, puisqu'on a rencontré des tubercules chez des sujets qui n'avaient jamais toussé. — L'explication de ce phénomène est facile. La toux est un symptôme appartenant à l'irritation de la muqueuse des bronches et nullement à la présence du tubercule. De là, la nécessité de combattre vigoureusement la bronchite, cette inflammation pouvant s'étendre et gagner le tissu du poumon, siège des tubercules, et faire déclarer la phthisie.

M. l'abbé Barral jouissait d'une bonne santé. Une nuit, pendant les vacances de 1877, il alla au secours d'un incendie, travailla beaucoup, se mit en transpiration et fût, au même moment, exposé à une forte pluie. Il rentra chez lui son linge transpercé et, sans en changer, se mit au lit. Il eut ensuite des malaises généraux, de la toux et des douleurs dans la poitrine. A sa rentrée au grand séminaire, en octobre 1877, le timbre métallique était manifeste dans tout le côté droit de la poitrine. Pendant l'année scolaire de 1877-78, M. Barral s'appliqua quelques feuilles de chou, fit tout l'exercice qu'il put. Il allait déjà mieux à l'entrée des vacances qu'il employa ensuite de son mieux à faire des courses et à transpirer. En octobre 1878, ce malade allait parfaitement bien.

Plusieurs séminaristes, également tuberculeux, suivaient le même traitement et le suivent encore, je l'espère; mais leur état ne s'étant pas notablement amélioré quand j'ai quitté Romans, je n'ai pas cru devoir les citer.

Les trois observations qui suivent avaient été publiées dans ma *Notice sur les propriétés médicinales de la feuille de chou*, d'où je les extrais.

TREIZIÈME OBSERVATION.

Oppression, toux fréquente, hémoptysie. — Guérison.

Honoré Drevet, frère coadjuteur, employé au grand séminaire de Romans depuis deux ans, avait été envoyé dans cet établissement pour cause de santé. Mal conformé, il avait des battements de cœur, de l'oppression, une toux fréquente; il a eu souvent des crachements de sang. Il avait encore une bronchite chronique, et bien souvent un nouveau rhume s'ajoutait à l'ancien. Vers la fin de 1874, des râles sibilants partant de la poitrine se faisaient entendre à distance.

Pendant les mois de juillet et d'août, il avait pris des escargots. Les premiers jours de septembre, il s'appliqua un emplâtre de thapsia dont il fut soulagé. Cependant il continuait de tousser, d'être oppressé, d'avoir ses râles sibilants, et alors, dans le mois de septembre, il remplaça le thapsia par des feuilles de chou. Elles causèrent une abondante sécrétion de sérosité, puis l'apparition de quatre abcès, dont un volumineux qui a suppuré pendant deux mois. La suppuration était rougeâtre et sanieuse. En novembre suivant le frère Drevet toussait peu; il n'était plus oppressé et pouvait faire de longues courses sans grande fatigue; il avait encore repris des chairs.

Ce résultat que le frère Drevet attribue à la feuille de chou lui paraît merveilleux d'autant plus qu'on lui avait annoncé souvent que sa santé serait toujours mauvaise et sa vie courte; on le croyait atteint de phthisie pulmonaire. Cette observation a été écrite sous la dictée du malade. Notons qu'en principe il refusait les feuilles et en plaisantait.

QUATORZIÈME OBSERVATION.

*Faiblesse extrême, oppression, toux profonde, caverneuse expectora-
tion purulente. — Guérison.*

Cette observation est extraite de la relation que le malade m'a
faite lui-même de sa maladie. J'en supprime quelques répétitions
et des détails qui sont sans importance.

« Depuis environ huit mois, me dit M. l'abbé Terpant, le sujet de
cette observation, je m'apercevais d'une gêne dans la respiration.
La marche et surtout l'ascension redoublaient mon oppression et
me faisaient tremper de sueur. C'est dans ces conditions que je ren-
trai au grand séminaire de Romans, en octobre 1874. Malgré mon
grand désir d'y rester, je dus en sortir sur l'avis de mes supérieurs; ils craignaient pour ma vie. Nous étions en février 1875.

Rentré dans ma famille je m'affaiblissais chaque jour et bientôt
j'eus besoin d'un aide pour m'habiller et je dus garder la chambre.
A mon oppression s'était ajoutée une grande toux. Elle me reve-
nait, chaque matin, par quintes de 15 à 30 minutes. J'expectorais
beaucoup et mes crachats étaient épais et jaunâtres. Le soir j'avais
de la peine à me réchauffer, j'avais ensuite un sommeil agité, et le
matin j'étais en grande transpiration.

Nous étions alors au commencement de mai et au seizième mois
de ma maladie. Pour tout traitement jusque là, j'avais pris matin
et soir du sirop d'escargots. »

Voici un détail que m'a fourni M⁽ᵐᵉ⁾ Terpant et que son fils igno-
rait probablement. « Vous pourrez donner au malade, lui aurait
dit le médecin de la famille Terpant, tout ce qu'il vous deman-
dera ; prenez des précautions à l'égard de son jeune frère. »

Comme on a pu le comprendre, M. Terpant ne s'adressait pas à
moi d'abord, bien qu'il fût élève du grand séminaire de Romans
et que je sois médecin de cet établissement. Il ne m'a véritable-
ment consulté qu'en mai 1875, alors qu'il paraissait sans espoir.
Aussi sa pâleur, sa maigreur, son oppression, une toux caverneuse
et incessante me faisaient croire que M. Terpant était phthisique au
dernier degré; je ne l'auscultai pas et je ne pris pas de notes sur

son état. C'est encore le malade qui va rapporter le traitement que je lui ai fait suivre.

Vous me conseillâtes, M. le docteur, une tisane pectorale et l'application d'un emplâtre thapsia sur la poitrine. Cet emplâtre fit sortir une grande quantité de petits boutons. On l'enleva et l'on pansa avec des feuilles de chou. On m'appliquait aussi des feuilles sur tout le corps ; dès qu'elles étaient un peu mouillées, j'en changeais. Puis vous me fîtes mettre sur le côté gauche un large vésicatoire qui donna beaucoup, grâce au pansement par les feuilles de chou.

Quand la douleur de ce premier vésicatoire fut un peu calmée, on m'en appliqua un autre sur le côté droit ; il donna aussi beaucoup. Enfin on en appliqua un troisième à la place du premier, sur le côté gauche. Les feuilles prenaient alors des taches jaunâtres.

Au commencement du traitement, mon estomac étant malade, vous me fîtes faire diète pendant quatre jours. Après vous me mîtes aux potages ; puis je revins, après votre consentement, à mon régime ordinaire, qui est un régime maigre exclusivement, car je n'aime pas le gras ; mon estomac ne le supporte pas. A mesure que mes forces revenaient, je faisais des promenades de plus en plus longues, hâtant le pas au retour afin de transpirer, puis je changeais de linge et de feuilles de chou. Elles étaient toutes couvertes de taches jaunes dont la proportion a diminué à mesure que j'allais mieux. Aujourd'hui, 11 novembre 1875, je n'ai aucun ressentiment de ma maladie, etc. Terpant.

Cette relation, complète pour la généralité des lecteurs, cesse de l'être pour les médecins. Ils n'y trouvent pas éléments d'un diagnostic précis, le malade n'a pas été ausculté, les signes stétoscopiques n'ont pas été notés. Elle est cependant d'un grand intérêt ; elle sert, ainsi que la précédente, à établir l'efficacité de la feuille de chou dans les cas les plus graves des affections chroniques du poumon.

Que ces symptômes dans le cas Terpant : oppression, nécessité pour séjourner au lit, d'avoir la tête et la poitrine élevées, toux fréquente, expectoration purulente, sentiment de froid pendant la nuit et transpiration le matin, grande faiblesse, maigreur et pâleur, se soient rapportés à la phthisie pulmonaire à laquelle croyaient le public et le premier médecin, ou seulement à une bronchite chronique, il est toujours vrai de dire que la maladie de M. Terpant était excessivement grave. Et cependant cette maladie si grave a guéri dans un espace de temps très court, en moins de trois mois, car son traitement datait du mois de mai et sa guérison était assurée en juillet suivant. Elle ne s'est pas démentie depuis. — Les principaux agents du traitement, ont été, dans ce cas, les révulsifs, la feuille de chou et l'exercice musculaire.

QUINZIÈME OBSERVATION.
Asthme.

Les rapports qu'a cette observation avec les précédentes, c'est que la maladie qui en est le sujet a aussi son siége dans l'organe principal de la respiration et que le traitement employé dans ces cas, l'a été ici avec quelque succès. Cette observation est extraite d'une lettre écrite par le malade lui-même et adressée à une dame de Romans, sa parente. Après des épanchements de famille, M. Montuscla, curé archiprêtre de la Voulte, (Ardèche) fait ainsi la narration de sa maladie :

« J'étais atteint d'une affection appelée par les médecins asthme nervoso-humide, ou asthme catarrhal qu'une fluxion de poitrine avec rechute, contractée en septembre 1874, m'a laissée en bon héritage. Tout l'hiver qui suivit fut pour moi aussi triste que possible. Je fus impuissant à tout service et depuis lors je n'ai jamais pu me remettre complétement, même en été. Le retour de l'hiver m'inspirait de grandes craintes. Et, en effet, l'apparition des premières neiges fit déclarer en moi, à un degré à peu près aussi fort, l'oppression éprouvée l'hiver précédent.

« En ces moments des plus grandes souffrances, c'étaient des douleurs habituelles dans les reins ou entre les épaules, un grand étouffement dans la poitrine au moindre pas que je faisais, une espèce de râle avec toux retentissante et expectoration fréquente... voix rauque.

« Mes digestions étaient toujours mauvaises. Quatre ou cinq heures après avoir mangé, j'éprouvais des douleurs gastralgiques. Dans la nuit surtout, de une heure à trois heures du matin, je ne pouvais presque pas rester couché, j'avais un grand étouffement accompagné de sueur froide, de spasmes nerveux.

« J'avais beaucoup de vents et de glaires amoncelés dans l'estomac, sans pouvoirs les faire évacuer autrement que par des purgatifs répétés etc, etc.

« C'était là que j'en étais au 3 janvier de cette année (1876) quand ma sœur, madame Saunier de Vinay, me révéla, par la brochure de M. Blanc qu'elle m'apporta et par l'expérience qu'elle en avait faite elle-même (car sa situation était, depuis longtemps semblable à la mienne) la vertu de la feuille de chou. Elle me força même, dès ce jour, à en faire l'application.

« Chaque jour donc, soir et matin, je me fais placer sur la poitrine, sur l'estomac, le haut du ventre, quatre bonnes feuilles de chou, roulées sous une bouteille, passées à l'eau demi-bouillante et bien séchées entre deux linges.

« Après deux ou trois de ces applications, j'ai ressenti du soulagement, et, après une douzaine de jours, sans aucun recours aux purgatifs, d'abondantes selles se produisent et sont suivies d'une évacuation de glaires qui n'a pas duré moins de trois semaines.

« J'ai alors suspendu l'application des feuilles et quelques jours après cette suspension, les glaires sont revenues. J'ai refait le même remède et les mêmes effets se sont reproduits. Mais ce qui a étonné tout le monde, ça été de me voir tout à coup moins oppressé et reprendre ma voix naturelle.

« Voilà où j'en suis à l'heure présente. Ce n'est pas, sans doute, une guérison, car j'ai toujours ma même affection catarrhale, mais c'est un soulagement notable etc. »

Ainsi, dans la lettre de M. le curé de La Voulte, il est parlé de deux affections chroniques du poumon, ayant entre elles beaucoup de ressemblance et supposant une prédisposition de famille, une prédisposition héréditaire, peut-être.

L'une, celle de madame Saunier, dont il est seulement fait mention, était fort grave, puisque l'auteur de la lettre la compare à la sienne. Cependant, traitée par des applications de feuilles de chou sur la poitrine, elle avait guéri, ou du moins elle s'était bien améliorée, puisque la malade avait pu, même en hiver, faire près de quatre-vingts kilomètres pour aller voir son frère.

Quand à la seconde affection, M. Montuscla en fait connaître la gravité par les détails qu'il en donne. Elle se compliquait encore d'un état gastrique sérieux. C'est de cet état que le malade paraît surtout se complaire à signaler l'amélioration obtenue par la feuille de chou. C'est là un nouveau titre à la confiance en cette admirable plante.

SEIZIÈME OBSERVATION.

Bronchite datant de trois ans et qui étant passée à l'état aigu a guéri promptement par des applications de feuilles de chou.

M. Berger, rue Mercier, 48, à Lyon, m'écrivait à la date du 28 juin 1878 : Au mois de décembre 1877, depuis trois ans je souffrais beaucoup d'un catarrhe à la poitrine, qui depuis deux mois m'avait fait prendre le lit. Le hasard me fit alors rencontrer une personne qui avait été guérie par votre traitement à l'aide de la feuille de chou, traitement dont je lus le mode l'emploi dans votre brochure....

Sans perte de temps j'en ai suivi les indications et je me suis fait appliquer jour et nuit des feuilles sur la poitrine. Après six jours de ce traitement j'entrais en convalescence, je reprenais l'appétit; mon catarrhe avait disparu; je ne toussais ni jour ni nuit malgré mes quatre-vingts ans au 6 septembre 1878.

Voilà cinquante-cinq ans que je suis établi à Lyon où je fais la représentation commerciale, ma maladie m'ayant contraint de cesser mes visites à mes nombreux clients, j'ai dû me faire représenter par mon fils.

Après ma guérison je me suis remis aux affaires et tous mes clients de me demander quelle maladie m'avait retenu deux grands mois au lit. J'ai donné mes explications et je leur ai appris qu'un catarrhe datant de plus de trois ans, m'ayant, à la fin contraint de garder le lit deux mois, avait complètement guéri par des applications de feuilles de chou pendant six jours et six nuits etc., etc. J'ai l'honneur etc, etc. Berger.

En janvier 1879 j'ai rendu visite à M. Berger. J'ai pu m'en assurer, sa guérison ne s'était point démentie. Ici encore le chou seul aurait fait les frais de la cure.

DIX-SEPTIÈME OBSERVATION.

Toux datant de quatre ans, oppression datant de deux ans, grande amélioration après un mois de traitement.

J'ai hâte de publier cette observation bien que le malade soit encore en traitement. C'est le premier à qui j'ai donné des soins depuis que je suis fixé à Besançon.

M. Hildebrant, rue du Grand-Charmont, 3, 36 ans, d'une bonne santé habituelle, toussait depuis 1874. Deux ans plus tard il perdit une transpiration quotidienne et abondante et aussitôt à son rhume qui s'en augmenta se joignirent de l'expectoration, de l'oppression et des battements de cœur. Ces divers symptômes, toux, expectoration, battements de cœur et oppression, combattus successivement pendant près de deux ans, par l'huile de foie de morue, le sirop et l'eau de goudron, le sirop de bourgeons de sapin, des granules (de digitaline), des pastilles de Kermes, de Tolu, par des infusions de bourrache, d'hysope, par du vin avec raifort et canelle, emplâtre entre les épaules, vésicatoire au bras etc, etc, se sont constamment aggravés.

Le 13 février 1879 je visite M. Hildebrant pour la première fois. En voici l'état. Douleur de tête, sommeil court et agité, toux incessante et abondante expectoration, crachats muqueux, purulents, contenant du sang quelquefois, respiration faible à droite, matité et respiration obscure à gauche, râle sibilant sur un grand nombre de points de toute la poitrine, râle à corde de basse et timbre métallique de la voix au sommet du poumon droit, crépitation à grosses bulles sous chaque aisselle, battements du cœur très fréquents, forts, s'entendant dans tout le côté gauche de la poitrine, oppression et palpitation au moindre mouvement.

Ce malade habite à un troisième. Avant d'y monter il se recueille, il se repose plusieurs fois pendant l'ascension, puis il arrive chez lui haletant, suffocant, sans voix, pose sa tête sur un meuble et, pendant quelques minutes, fait de violents efforts pour reprendre haleine.

Sa bouche est bonne, sa langue nette; il a bon appétit et de digestions. Les urines, d'une émission douloureuse, se et donnent un dépôt couleur de briques.

Traitement. — Tisane de dattes, jujubes, gomme et demi-tête de pavot pour un litre et demi de liquide; le soir une cuillerée à bouche de sirop diacode dans une infusion de fleurs de violettes. Diète.

Même traitement les 14, 15 et 16, seulement la première tisane est remplacée par une tisane de gomme et de pomme, et la cuillerée de sirop diacode est donnée dans une infusion de feuilles d'oranger.

La langue s'est couverte, ces jours derniers, d'un enduit épais.

17. Cette dernière nuit a été bonne. Ce matin malaise indéfinissable; le malade a une forte quinte de toux, des vomissements bilieux, langue très chargée; bruissement, douleur dans les intestins. Tisane gommée additionnée d'une cuillerée à café d'eau de laurier-cerise pour un litre et demi de liquide. Le soir la cuillerée de sirop diacode.

Une visite le soir. Le malade a eu, cette après-dînée, une abondante évacuation de matières infectes, de là grand soulagement.

18. Cette dernière nuit, cinq évacuations de matières toujours infectes. Les râles sibilants diminuent, la respiration est plus longue et s'entend mieux. Urines d'une émission facile.

Jusqu'au 6 mars on continue d'abord la tisane gommée avec addition d'eau de laurier-cerise que l'on remplace par une tisane de gomme et d'amandes entières. Le soir, la cuillerée de sirop diacode est donnée dans une infusion de feuille d'oranger. Une purgation avec manne et séné est donnée une première fois le 19, une seconde fois le 24, et, une troisième fois le 28, avec 60 grammes d'huile de ricin. Dès le 19 au soir on donne des bouillons de veau. On leur fait succéder des crèmes d'orge, le 25, et l'on ajoute des côtelettes à sucer, puis des biftecks, et pendant ce temps on donne du sirop de rhubarbe, une cuillerée à bouche chaque matin.

Le 19 deux vésicatoires avaient été appliqués, un sur chaque côté de la poitrine, et des feuilles de chou sur toute cette région. Cette application de feuilles est renouvelée matin et soir. Le 3 mars, les premiers vésicatoires ayant cessé de suppurer, on en applique un troisième sur le côté gauche.

Dès les premiers jours de mars, le malade agit; il monte une rampe d'escalier et fend du bois, puis, si le temps le permet, il fait des courses d'un quart d'heure, d'une demi heure et plus, il monte ses trois rampes d'escalier sans se reposer et sans grand essoufflement. Si son linge est humide il en change. La nuit seulement il s'applique des feuilles de chou.

Enfin dès le 5 mars, le battement de cœur est normal chez Hildebrant, sa respiration est parfaite du côté droit; mais le murmure respiratoire est plus faible à gauche. De ce côté on entend de la crépitation à grosses bulles sous l'aisselle; mais dans toute la poitrine plus de râle d'aucune sorte. Cet état est déjà bien satisfaisant. Cependant Hildebrant n'est pas guéri; il a à craindre une rechute prochaine, il aime trop à satisfaire son grand appétit. — *Exercice musculaire et sobriété* porte l'épigraphe de cette étude, dont le dernier membre est difficilement observé.

DIX-HUITIÈME OBSERVATION.

Phthisie pulmonaire paraissant être arrivée à son dernier terme. — Traitement par les révulsifs, par la feuille de chou etc. — Soulagement prompt et marqué. — La maladie ralentie dans sa marche, la continue cependant et le malade succombe.

M. Frotté, rue de Chartres, n° 2 à Besançon, 28 ans, a beaucoup souffert pendant le siége de Paris en 1871. L'état qu'il a exercé depuis, l'a exposé à de fréquents refroidissements. Il a commencé à tousser cinq ans après et cette toux est allée s'aggravant. Il a pris successivement un point de côté à droite, très opiniâtre; puis un autre du côté gauche. Enfin sa maladie ayant fait de nouveaux progrès, M. Frotté a dû prendre le lit dès les premiers jours de novembre 1878.

Il a été traité par le sirop de goudron, le lichen d'Islande, des préparations arsenicales et enfin il a suivi, pendant près de deux mois, le traitement de M. Boyer. Je l'ai visité, pour la première fois, le 9 mars 1879. Voici les symptômes qu'il m'a présentés.

Paleur et bouffissure de la face, yeux brillants, mains hyppocratiques; maigreur et faiblesse extrêmes. Il garde le lit depuis 4 mois sans pouvoir se porter sur ses jambes, sans pouvoir faire un pas. Toux incessante, expectoration abondante de matière muqueuse et purulente, respiration amphorique, gargouillement, pectoriloquie à droite vers le milieu du bord interne de l'omoplate. Au-dessus et au-dessous de ces points, crépitation, craquements, timbre métallique de la voix. A gauche, respiration avec craquements; timbre métallique de la voix derrière l'épaule et sous l'aisselle; respiration fréquente et oppression; sommeil court, agité, pendant lequel le malade gémit. Chaque jour plusieurs vomissements; vomissements comprenant de la bile et des aliments pris sans goût et sans appétit, et deux à trois évacuations en diarrhée avec douleurs abdominales. Le jour peau sèche et brûlante, redoublement de fièvre dans l'après-dînée, vers la fin de la nuit, sueur à transpercer le matelas; excoriation au sacrum, pieds œdimatiés, petitesse et fréquence du pouls, 130 pulsations.

Traitement. — Tisane de gomme, dattes et jujubes; eau édulcorée, au goût du malade avec sirop d'orgeat, additionnée de vingt grammes de sirop de codéine pour un litre de ce mélange à prendre dans les vingt-quatre heures. Diète. Le 6, on ajoute à la tisane de gomme etc, environ dix grammes de rameaux d'églantier.

Même traitement le 7 et le 8. Le 7 les vomissements avaient cessé pour ne plus reparaître; le 8 la diarrhée est supprimée.

9. Figure moins pâle et plus sereine, voix moins rauque; moins de transpiration, pas de selle. Large vésicatoire sur le côté droit. Même tisane; trois tasses de bouillon de veau dans la journée. Le 10 pas de transpiration; le malade ne gémit plus pendant le sommeil: une selle le 11 et une le 12, rendues sans douleur, matière semi-liquide. — Crème d'orge coupée de lait, même traitement.

17. L'état du malade paraît s'améliorer. Les nuits sont meilleures, la respiration est moins courte, la toux a beaucoup diminué; les crachats moins abondants, sans mucosités, entièrement purulents; sont expectorés presque sans toux. La respiration amphorique, la pectoriloquie sont dans le même état, mais les craquements se circonscrivent. La peau est moins sèche, moins brûlante; le pouls a perdu de sa fréquence. L'ulcère au sacrum, pansé avec un onguent cérusé, est près d'être cicatrisé. — Le même traitement est continué. Aux crèmes d'orge coupées de lait, on ajoute deux potages au tapioka.

Le 18, le malade suce du rôti à midi et le soir, tout en prenant son tapioka, mais la nuit suivante il y a cinq selles en diarrhée et une le 19. — Le 19 et le 20 suppression des potages; bouillons et tisane. — Le 21 la nuit ayant été bonne, dans la journée 4 potages au tapioka. — Le 23 le malade étant bien, on ajoute à ses potages de sucer un peu de rôti. La nuit suivante deux selles, une encore dans la journée du 24. Cependant le malade continue à tousser moins, à cracher avec facilité. La pectoriloquie, la respiration amphorique sont dans le même état, les craquements me paraissent diminuer. La peau est moins sèche, moins brûlante, le pouls moins fréquent. Le malade ne gémit plus pendant son sommeil et son réveil est calme, non suivi de quinte de toux. Aux crèmes d'orge on ajoute deux potages au tapioka; trois, quatre les jours suivants jusqu'au 28. — Le 29 M. Frotté réclame du rôti qu'il suce, le jour suivant il a une forte diarrhée. Il en est très affaibli. Il est remis aux potages. — Le 5 avril ses crachats, toujours purulents, prennent une teinte rouillée; sa respiration augmente de fréquence; il a des accès d'oppression. Le 6 mai il est menacé de suffocation. On applique à la base de la poitrine des emplâtres Rigolo, puis un vésicatoire à la région épigastrique; on lui administre un loch légèrement opiacé. Enfin ce malade succombe le 9 avril au soir, sans grande souffrance.

Toute observation contient des enseignements, mais celle-ci en abonde. Elle saisit le malade, quand, tant les symptômes qu'il présente sont graves, il paraît à ses derniers moments. En effet faiblesse extrême, cavernes pulmonaires, crépitation, toux incessante, expectoration abondante de crachats muco-purulents; bouffissure de la face, enflure aux malléolles; chaque jour plusieurs vomissements, plusieurs selles en diarrhée, sueurs la nuit à mouiller plusieurs chemises et à transpercer son matelas, sommeil court pendant lequel le malade pousse des gémissements; grande fièvre et fortes souffrances. Eh bien tous ces symptômes reçoivent d'un traitement simple, d'une application facile, une amélioration telle que le malade qui connaissait son état par la lecture de M. Boyer, avait conçu l'espérance d'une guérison et il ajoutait : « Si je meurs, au moins je ne souffre pas. »

L'amélioration, chez M. Frotté, a suivi cette marche : cessation de la diarrhée et des vomissements dès les premiers jours du traitement; la transpiration a cessé ensuite et le malade a dormi sans gémir. Trois fois le malade ayant sucé du rôti, la diarrhée s'est montrée immédiatement.

Cette circonstance ne proteste-t-elle pas contre l'usage d'une alimentation animale et abondante chez les tuberculeux? Chez eux l'estomac est toujours sympathiquement irrité. Dès lors leur régime mérite une grande attention, une grande surveillance. On n'en résout pas les difficultés en conseillant à ces malades de manger beaucoup et de manger bon.

La toux et l'expectoration avaient aussi suivi, chez M. Frotté, une marche décroissante. Ce résultat mérite des explications.

La toux du tuberculeux est causée par l'irritation des bronches et par les mucosités que celles-ci sécrètent, et dont l'adhérence à leurs parois, exige de grands efforts de toux pour les en détacher, et pour les expectorer. Elle dépend bien moins de la présence des tubercules, de leur fonte, des cavernes pulmonaires et du pus à expectorer. J'en trouve la preuve dans ces deux faits.

Voici le premier : Dans les rhumes, c'est l'irritation bronchique seule avec les mucosités qu'elle sécrète, qui cause une toux quelquefois exacerbante ; tandis que, et c'est le second fait, la toux a été nulle ou presque nulle chez des sujets à l'autopsie desquels on a trouvé des tubercules dans les poumons ou des cicatrices résultant de la guérison de cavernes ou d'ulcères de ces organes.

De ce double fait on peut conclure que les quintes de toux, chez les phthisiques, sont causées par une irritation des bronches et leur sécrétion muqueuse ; que la bronchite est une complication presque constante de la phthisie et non un symptôme essentiel, qu'il faut absolument combattre.

Elle l'a été heureusement chez M. Frotté. Il passait des nuits sans tousser, et le matin pour expectorer ses crachats qui étaient entièrement purulents, une seule secousse de toux suffisait. Le même résultat a été obtenu chez M. Escaigh, rue de l'Abreuvoir, nº 2 et chez d'autres encore.

Je le crois, dans le traitement de la phthisie, on se préoccupe trop peu de la bronchite, complication que l'on doit combattre avec soin, et certainement, une alimentation succulente, un vin généreux seraient des armes mal choisies.

Mais les principes développés dans cette étude, leur mise en œuvre dans l'observation précédente, notamment, aideront à comprendre l'importance de cette indication et comment on peut la remplir.

Besançon. — Imp. Dodivers, grande-rue, 67.

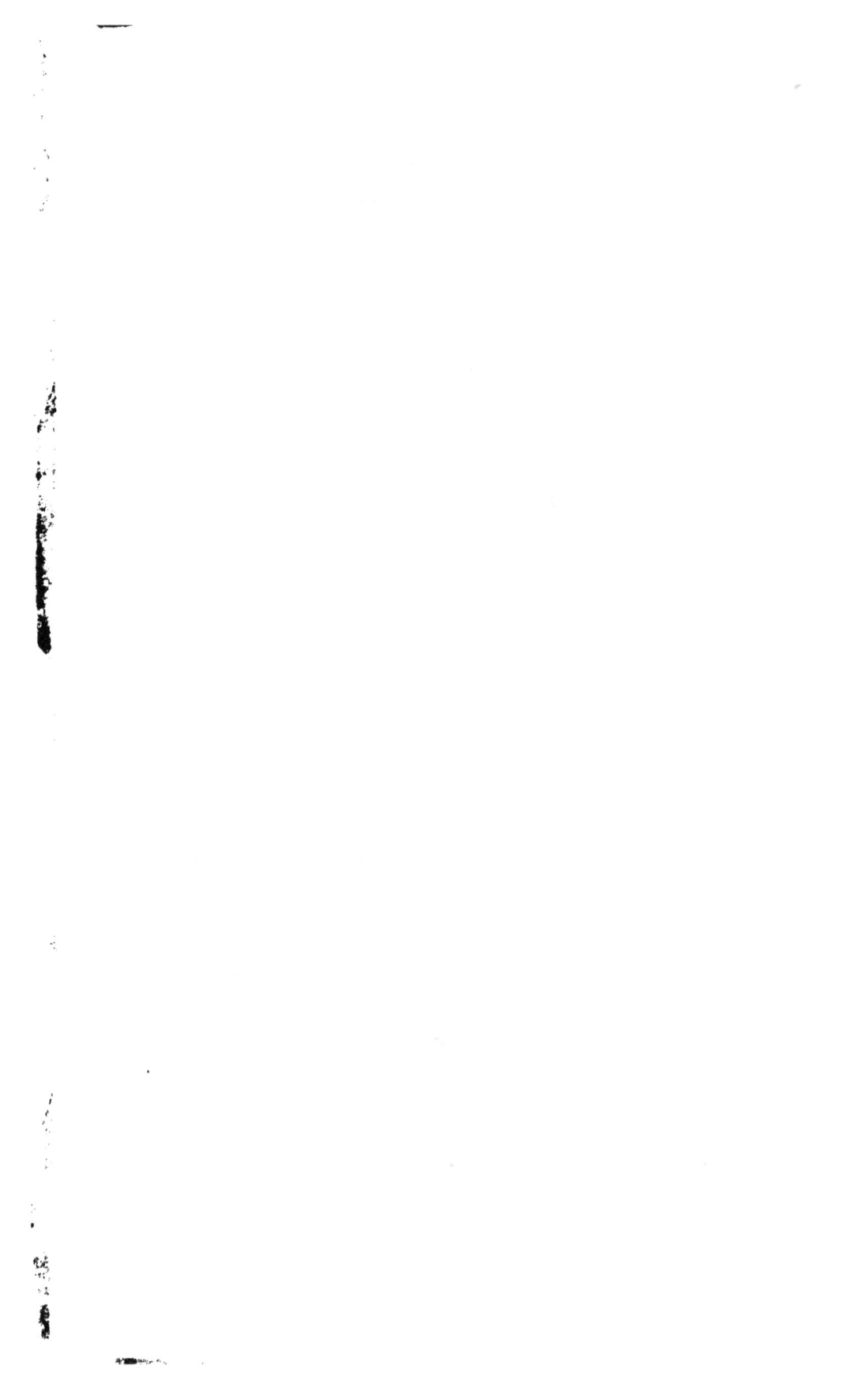

www.ingramcontent.com/pod-product-compliance
Lightning Source LLC
Chambersburg PA
CBHW071303200326
41521CB00009B/1889